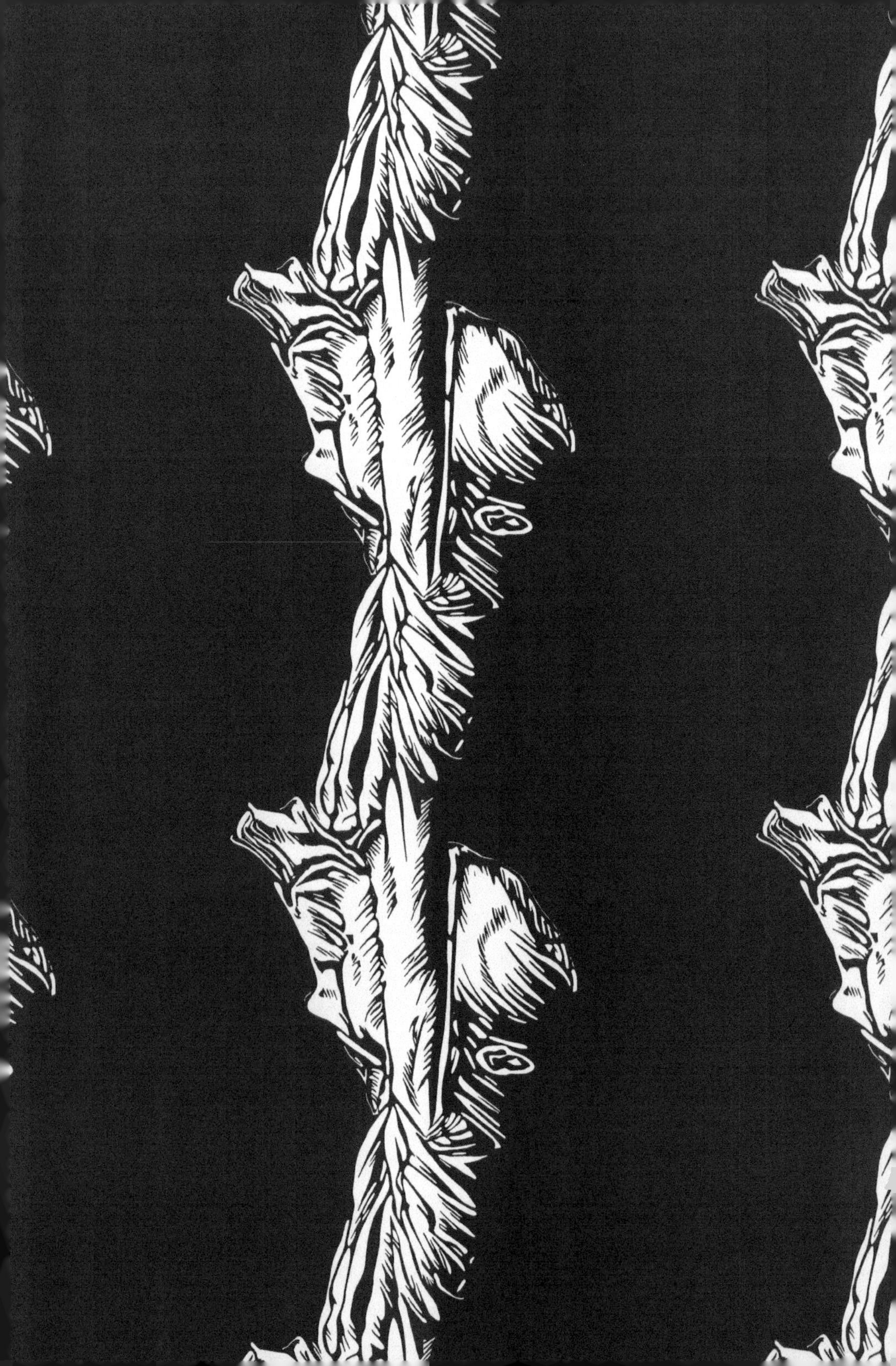

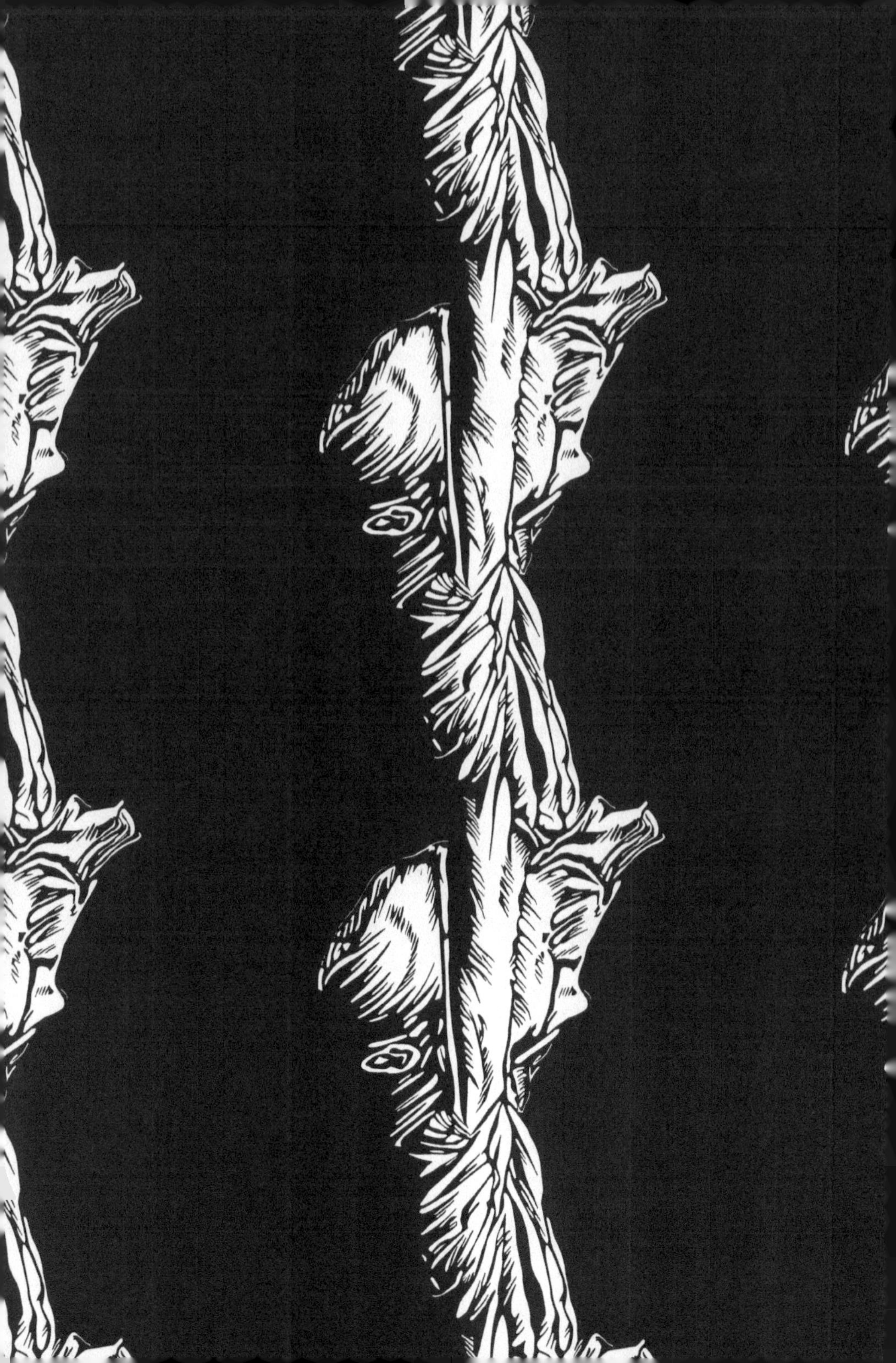

Colofon

Saage Media GmbH
c/o SpinLab – The HHL Accelerator
Spinnereistraße 7
04179 Leipzig, Germany
E-Mail: contact@SaageMedia.com
Web: www.SaageMedia.com
Commercial Register: Local Court Leipzig, HRB 42755 (Handelsregister: Amtsgericht Leipzig, HRB 42755)
Managing Director: Rico Saage (Geschäftsführer)
VAT ID Number: DE369527893 (USt-IdNr.)

Uitgever: Saage Media GmbH
Publicatie: 02.2025
Omslagontwerp: Saage Media GmbH
ISBN Paperback (nl): 978-3-384-52234-4
ISBN Ebook (nl): 978-3-384-52235-1

Juridisch / Kennisgevingen

De bronverwijzingen en citaten in dit boek zijn zorgvuldig onderzocht en in betekenis weergegeven. De interpretatie en presentatie van de geciteerde inhoud weerspiegelt de opvatting van de auteur en komt niet noodzakelijkerwijs overeen met de intentie of mening van de oorspronkelijke auteurs. Bij contextuele citaten zijn de kernuitspraken van de originele bronnen naar beste weten en geweten in de context van dit werk opgenomen, maar kunnen door de overdracht en vereenvoudiging afwijken van de oorspronkelijke formuleringen en betekenisnuances. Alle gebruikte bronnen zijn volledig vermeld in de literatuurlijst en kunnen daar in het origineel worden nagelezen. De verantwoordelijkheid voor de interpretatie en contextuele inbedding van de geciteerde inhoud ligt bij de auteur van dit boek. Voor wetenschappelijke vragen en gedetailleerde informatie wordt aanbevolen de originele bronnen te raadplegen. De auteur heeft zich ingespannen om complexe wetenschappelijke zaken begrijpelijk weer te geven. Daarbij kunnen vereenvoudigingen en generalisaties niet worden uitgesloten. Voor de technische juistheid en volledigheid van de vereenvoudigde presentaties kan geen garantie worden gegeven. De contextuele weergave van citaten en wetenschappelijke bevindingen gebeurt gewetensvol met inachtneming van het citaatrecht volgens § 51 van de Auteurswet en alle relevante auteursrechtelijke bepalingen van andere landen. Bij de vereenvoudiging, overdracht en eventuele vertaling van wetenschappelijke inhoud naar een algemeen begrijpelijke taal kunnen betekenisnuances en technische details verloren gaan. De auteur maakt geen aanspraak op de rechten van de geciteerde werken en respecteert alle auteursrechten van de oorspronkelijke auteurs. Mocht er ongeoorloofd gebruik worden vastgesteld, verzoekt de auteur om melding om passende maatregelen te kunnen nemen. Voor academische doeleinden en bij gebruik als wetenschappelijke referentie wordt uitdrukkelijk aanbevolen terug te grijpen naar de originele bronnen. De vereenvoudigde presentatie dient uitsluitend voor populairwetenschappelijke informatie.

De informatie in dit boek over rugpijn, oefeningen en therapieën is zorgvuldig onderzocht, maar kan geen vervanging zijn voor professioneel medisch advies, diagnose of behandeling. Voordat u met een oefenprogramma of therapie begint, dient u altijd uw arts, fysiotherapeut of een andere gekwalificeerde gezondheidsdeskundige te raadplegen. Bij acute of chronische rugpijn, neurologische symptomen of na verwondingen is medische evaluatie absoluut noodzakelijk. De gepresenteerde oefeningen en therapieën kunnen bij onjuiste uitvoering of bij bepaalde voorgeschiedenis leiden tot blessures of verergering van de klachten. De beschreven technieken en oefeningen zijn op het moment van drukken naar beste weten en geweten samengesteld op basis van actuele wetenschappelijke inzichten. Nieuwe onderzoeksresultaten kunnen leiden tot gewijzigde aanbevelingen. Alle oefeninstructies, therapievoorstellen en andere inhoud van dit boek zijn auteursrechtelijk beschermd. Gebruik in andere publicaties of media vereist uitdrukkelijke schriftelijke toestemming. De genoemde hulpmiddelen, therapietoestellen en medicijnen kunnen handelsmerken zijn van hun respectieve eigenaren. Gedetailleerde bronvermeldingen van wetenschappelijke studies en vakliteratuur vindt u in de bijlage van het boek.

Bendis Saage

Rugpijn & Rugklachten: De Complete Gids voor Behandeling en Preventie

Effectieve oefeningen, therapieën en tips voor rugpijn in de onderrug - van acute pijnbestrijding tot langdurig herstel met praktische hulpmiddelen zoals rollers en ballen

109 Bronnen
41 Diagrammen
24 Afbeeldingen
7 Illustraties

Beste lezers,

wij danken u hartelijk dat u voor dit boek hebt gekozen. Met uw keuze heeft u ons niet alleen uw vertrouwen gegeven, maar ook een deel van uw kostbare tijd. Dat waarderen wij zeer.

Rugpijn treft ongeveer 80% van alle mensen minstens één keer in hun leven - vaak met aanzienlijke gevolgen voor het dagelijks leven en de levenskwaliteit. Dit vakboek biedt een gedegen inzicht in de complexe samenhangen van lumbale rugklachten en toont wetenschappelijk onderbouwde manieren aan voor verlichting en preventie. Van de oorsprong tot psychosomatische factoren en gerichte oefenprogramma's worden alle relevante aspecten belicht. Met praktijkgerichte workouts, therapeutische benaderingen en haalbare strategieën stelt het boek een zelfbepaalde omgang met rugproblemen mogelijk. De gepresenteerde methoden variëren van acute behandeling tot langdurige stabilisatie van de wervelkolom. De combinatie van medische expertise en praktische oefeninstructies maakt dit boek tot een waardevolle metgezel voor iedereen die actief iets voor zijn of haar rug wil doen. Neem nu zelf de verantwoordelijkheid voor uw ruggezondheid - met onderbouwde inzichten en bewezen oefeningen voor een pijnvrij dagelijks leven.

Deze gids biedt u begrijpelijke en praktische informatie over een complex onderwerp. Dankzij zelf ontwikkelde digitale tools die ook gebruik maken van neurale netwerken, konden we uitgebreid onderzoek doen. De inhoud is optimaal gestructureerd en ontwikkeld tot de definitieve versie om u een goed onderbouwd en gemakkelijk toegankelijk overzicht te bieden. Het resultaat: u krijgt een uitgebreid inzicht en profiteert van duidelijke uitleg en illustratieve voorbeelden. Ook het visuele ontwerp is geoptimaliseerd door deze geavanceerde methode zodat u de informatie snel kunt begrijpen en gebruiken.

Wij streven naar de hoogste nauwkeurigheid, maar zijn dankbaar voor elke aanwijzing van mogelijke fouten. Bezoek onze website om de laatste correcties en aanvullingen op dit boek te vinden. Deze zullen ook in toekomstige edities worden verwerkt.

We hopen dat u geniet van het lezen en nieuwe dingen ontdekt! Als u suggesties, kritiek of vragen heeft, kijken we uit naar uw feedback. Alleen door actieve uitwisseling met u, de lezers, kunnen toekomstige edities en werken nog beter worden. Blijf nieuwsgierig!

Bendis Saage

Saage Media GmbH - Team

- www.SaageBooks.com/nl
- support@saagemedia.com
- Spinnereistraße 7 - c/o SpinLab – The HHL Accelerator, 04179 Leipzig, Germany

Snelle toegang tot kennis

Om een optimale leeservaring te garanderen, willen we u vertrouwd maken met de belangrijkste kenmerken van dit boek:

- **Modulaire Structuur:** Elk hoofdstuk staat op zichzelf en kan onafhankelijk van de andere worden gelezen.
- **Grondig Onderzoek:** Alle hoofdstukken zijn gebaseerd op grondig onderzoek en worden ondersteund door wetenschappelijke referenties. De gegevens in de diagrammen dienen voor een betere visualisatie en zijn gebaseerd op aannames, niet op de gegevens uit de bronnen. Een uitgebreide lijst van bronnen en beeldcredits is te vinden in de bijlage.
- **Duidelijke Terminologie:** Onderstreepte technische termen worden uitgelegd in de verklarende woordenlijst.
- **Hoofdstuksamenvattingen:** Aan het einde van elk hoofdstuk vindt u beknopte samenvattingen die u een overzicht geven van de belangrijkste punten.
- **Concrete Aanbevelingen:** Elk subhoofdstuk wordt afgesloten met een lijst met specifieke adviezen om u te helpen het geleerde in de praktijk te brengen.

Extra bonusmateriaal op onze website

Op onze website zijn wij van plan de volgende exclusieve materialen ter beschikking te stellen:

- Bonusinhoud en extra hoofdstukken
- Een compact totaaloverzicht
- Een hoorspelversie. (In planning)

De website is momenteel nog in aanbouw.

www.SaageBooks.com/nl/rugpijn-bonus-BFP87CZ

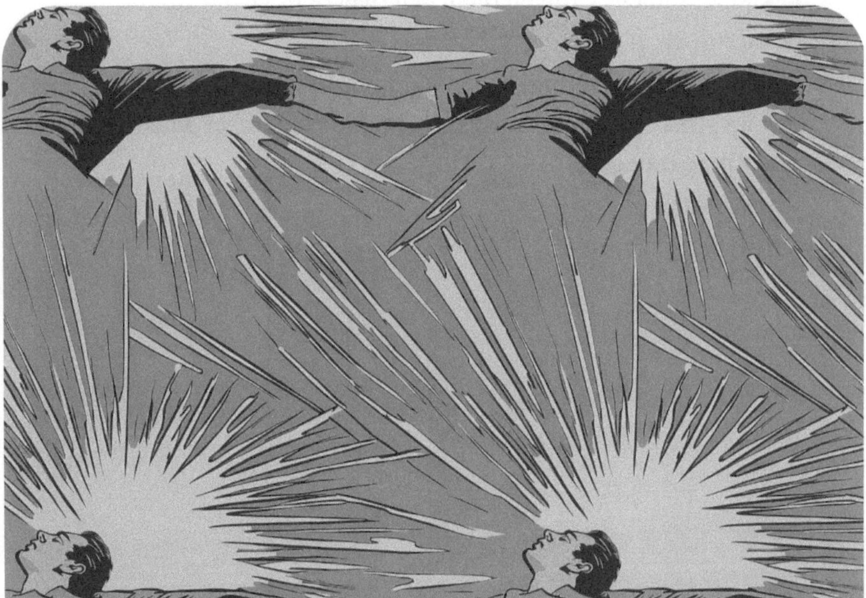

Inhoudsopgave

- 2. Preventieve Maatregelen
    - 2. 1 Bewegingsoptimalisatie
        - Houdingstraining
        - Ergonomische werkplekinrichting
        - Bewegingsverloop in het dagelijks leven
    - 2. 2 Lichamelijke Versterking
        - Rugvriendelijke trainingen
        - Gerichte spieropbouw
        - Rekoefeningen
    - 2. 3 Gezonde Levensstijl
        - Voedingsaspecten
        - Ontspannungstechnieken
        - Slaapoptimalisatie

- 3. Acute Behandelmethoden
  - 3. 1 Directe maatregelen bij spit
    - Warmtebehandeling
    - Ontlastende posities
    - Pijnverminderende bewegingen
  - 3. 2 Therapeutische Benaderingen
    - Manuele therapie
    - Fysiotherapeutische behandeling
    - Osteopathische technieken
  - 3. 3 Medische Interventie
    - Medicamenteuze therapie
    - Infiltratiebehandeling
    - Natuurgeneeskundige methoden

1. Oorzaken en Ontstaan

Waarom kwelt onze rug juist op de momenten dat we hem het meest nodig hebben? De complexe architectuur van onze wervelkolom maakt deze zowel robuust als kwetsbaar voor verstoringen. Van de dagelijkse lichaamshouding tot de geestelijke gesteldheid, talrijke factoren hebben invloed op onze rug. De moderne levensstijl stelt daarbij bijzondere uitdagingen aan ons bewegingsapparaat. In dit hoofdstuk ontrafelen we de verborgen mechanismen die tot rugpijn kunnen leiden.

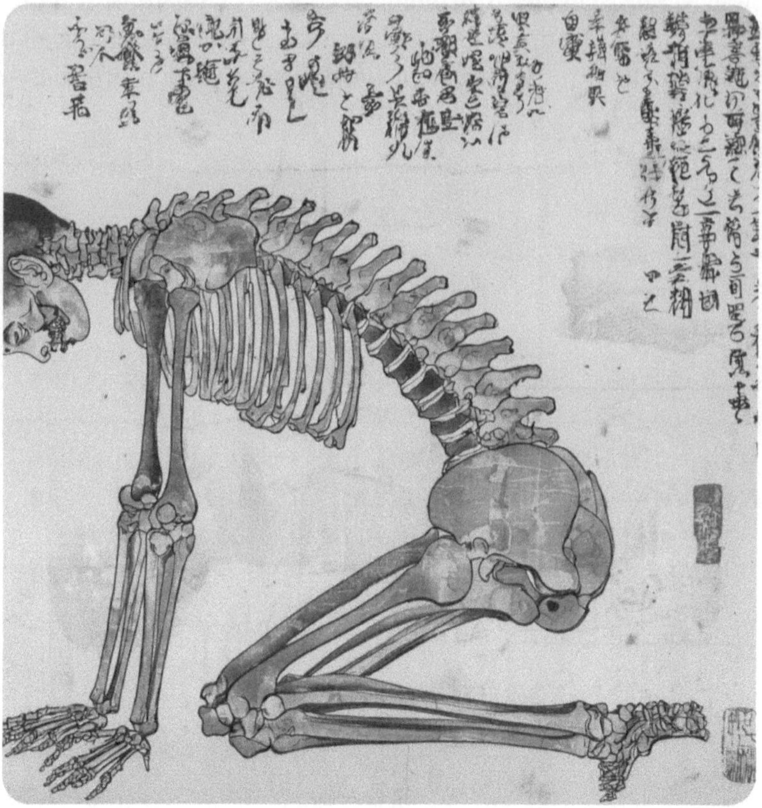

1. 1 Lichamelijke Belasting

Fysieke belasting speelt een cruciale rol bij de ontwikkeling van rugpijn. Alledaagse verkeerde houdingen, gebrek aan beweging en overbelasting door zwaar tillen beïnvloeden de gezondheid van de wervelkolom en verhogen het risico op klachten. Deze belastingen hebben invloed op spieren, banden en tussenwervelschijven, evenals op de algehele lichaamshouding, en kunnen op lange termijn leiden tot structurele veranderingen. Beroepsactiviteiten en onze levensstijl beïnvloeden in belangrijke mate aan welke belastingen onze rug wordt blootgesteld. De gevolgen variëren van lichte spanningen tot chronische pijn en bewegingsbeperkingen, die de levenskwaliteit aanzienlijk kunnen verminderen. Begrijp de oorzaken en voorkom rugpijn effectief – lees verder!

Blijvende verkeerde houdingen, gebrek aan beweging en overbelasting beschadigen de wervelkolom en leiden tot rugpijn. Eenzijdige belasting, verkeerd tillen en langdurig zitten vergroten het risico. Actieve beweging, juiste tiltechnieken en ergonomische werkplekken voorkomen klachten.

Verkeerde houdingen in het dagelijks leven

Verkeerde houdingen in het dagelijks leven dragen aanzienlijk bij aan de ontwikkeling van rugpijn. Door langdurig zitten, vaak in een gebogen houding voor het scherm, verkorten de spieren aan de voorkant van het lichaam, terwijl de rugspieren verzwakken [s1]. Dit aanhoudende musculair onbalans leidt tot een veranderde statiek van de wervelkolom en kan pijn veroorzaken. Ook in een staande houding leiden verkeerde houdingen tot problemen: een holle rug (lordose), een ronde rug (kyfose) of een platte rug kunnen de belasting op de wervelkolom ongunstig verdelen en klachten in de lendenstreek veroorzaken [s2]. Scoliose, een zijwaartse kromming van de wervelkolom, kan ook leiden tot rugpijn [s2]. Op de lange termijn kunnen deze verkeerde houdingen zelfs leiden tot structurele veranderingen en blessures van de lendenwervelkolom [s2]. Verschillende factoren beïnvloeden onze houding, waaronder anatomische bijzonderheden, verouderingsprocessen, ziekten, beroepsactiviteiten en zelfs onze emotionele toestand [s2]. Op de werkplek kunnen ongunstige lichaamshoudingen bestaande klachten verergeren of nieuwe veroorzaken [s3]. Als bijvoorbeeld tafels en stoelen niet zijn aangepast aan de individuele lichaamsafmetingen, kan dit leiden tot verkeerde houdingen en in de gevolg tot musculoskeletale klachten [s3]. In hoogte verstelbare bureaus bieden de mogelijkheid om af te wisselen tussen zitten en staan, waardoor de belasting op de rug kan worden verminderd [s3]. Niet alleen de lichaamshouding zelf, maar ook de manier waarop we ons bewegen, is cruciaal. Starre, langzame bewegingen en ontlastingshoudingen verergeren de pijn en beperken de beweeglijkheid verder [s1]. De angst voor beweging en negatieve gedachten over de eigen lichaamshouding kunnen deze vicieuze cirkel verder verergeren [s1].

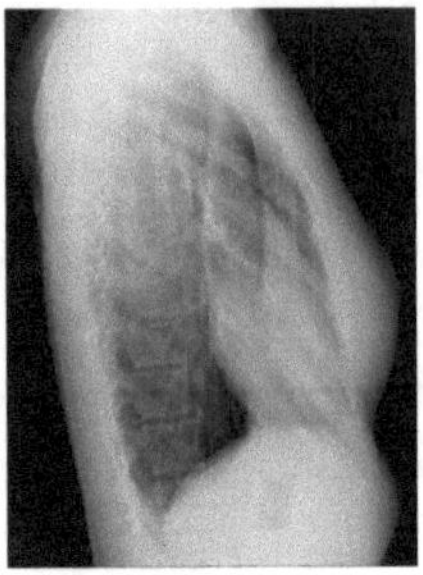

Kyfose [i1]

Goed om te weten

Musculair onbalans

Een onbalans in de spierkracht, waarbij bepaalde spieren in vergelijking met hun tegenhangers overmatig sterk of zwak zijn. Dit kan leiden tot verkeerde houdingen, pijn en bewegingsbeperkingen, vooral in de rug.

Musculoskeletale klachten

Klachten die spieren, botten, gewrichten, pezen, banden en zenuwen aantasten. Ze kunnen pijn, stijfheid, zwellingen en bewegingsbeperkingen veroorzaken.

Ontlastingshouding

Een lichaamshouding die wordt aangenomen om pijn te vermijden of te verlichten. Het kan echter op de lange termijn leiden tot verdere problemen, omdat het de spieren verzwakt en de belasting op andere lichaamsdelen verplaatst.

Veelvoorkomende houdingfouten

Verdeling van houding gerelateerde oorzaken van rugpijn.

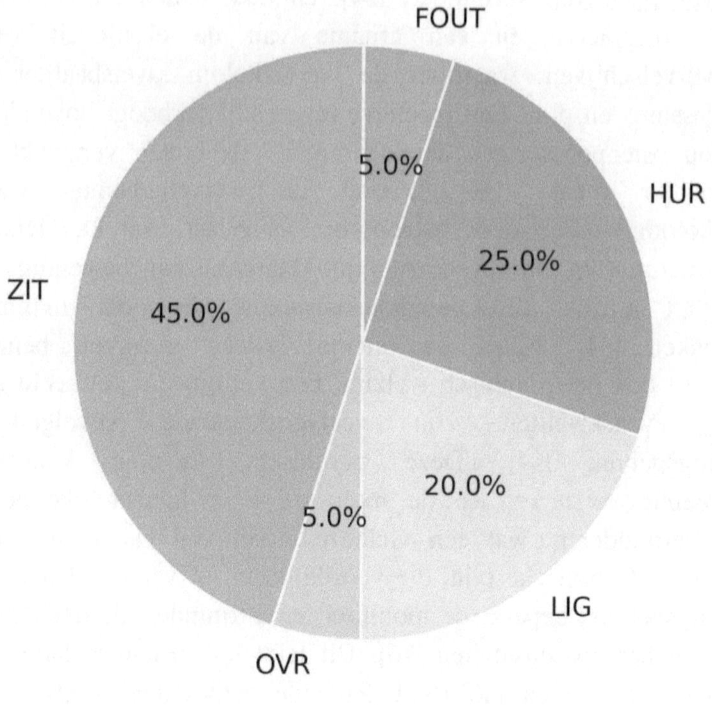

FOUT: Andere factoren

HUR: Onderuitgezakt zitten

LIG: Verkeerd tillen

OVR: Verkeerd staan

ZIT: Langdurig zitten

De grootste bijdragende factor aan rugpijn is langdurig zitten, wat het belang van regelmatige pauzes en ergonomische werkplekken benadrukt. Hoewel onderuitgezakt zitten en verkeerde tiltechnieken ook aanzienlijk bijdragen, komen ze minder vaak voor dan de impact van langdurig zitten. Het aanpakken van deze drie belangrijke gebieden zou het voorkomen van rugpijn aanzienlijk kunnen verminderen.

Bewegingsgebrek en gevolgen

Inactiviteit heeft een negatieve invloed op het lichaam en bevordert diverse gezondheidsproblemen, waaronder rugpijn. Lichamelijke inactiviteit leidt tot een verslechtering van de bloedcirculatie, wat de toevoer van voedingsstoffen en zuurstof naar de spieren en de tussenwervelschijven vermindert [s4]. Dit kan leiden tot verzwakking van de rugspieren en een afname van de elasticiteit van de tussenwervelschijven, waardoor de wervelkolom kwetsbaarder wordt voor blessures en pijn. Een inactieve levensstijl verhoogt bovendien het risico op osteoporose, een aandoening die de botten verzwakt en ze breekbaarder maakt [s4]. Vooral de wervellichamen van de wervelkolom worden door osteoporose aangetast, wat kan leiden tot wervelfracturen en chronische rugpijn. Daarnaast kan bewegingsgebrek leiden tot artritis, een gewrichtsontsteking die ook rugpijn kan veroorzaken [s4]. Naast de directe fysieke gevolgen beïnvloedt inactiviteit ook het psychisch welzijn. Een verminderd zelfbeeld en een lagere levenskwaliteit zijn veelvoorkomende gevolgen van bewegingsgebrek [s4]. Deze psychische factoren kunnen de pijnperceptie versterken en de motivatie voor lichamelijke activiteit verder verminderen, wat een vicieuze cirkel van inactiviteit en pijn creëert [s5]. Chronische pijn, die voortkomt uit of verergerd wordt door bewegingsgebrek, beperkt de mobiliteit en vermindert de deelname aan sociale en beroepsactiviteiten [s6]. Dit leidt tot sociale isolatie en kan depressies bevorderen [s6] [s7]. Zittende activiteiten, zoals urenlang werken achter de computer, verhogen het risico op depressies en verslechteren de botdichtheid, wat op zijn beurt het risico op osteoporose vergroot [s7]. De duur van het zitten correleert direct met een verhoogd sterfterisico en de kans om diverse ziekten te ontwikkelen [s7]. Hoe langer men zit, hoe sterker de negatieve gezondheidsgevolgen. Waar vroeger rust als therapie voor rugpijn werd aanbevolen, tonen recente studies de positieve effecten van beweging en lichamelijke activiteit aan ter verlichting van pijn [s8]. Regelmatige beweging verbetert de lichamelijke functie en vermindert de pijnperceptie, vooral bij chronische pijn [s5]. De integratie van beweging in de behandeling van chronische pijn wordt aanbevolen in nationale en internationale richtlijnen [s5]. Een bewegingsprogramma moet worden aangepast aan de individuele behoeften en het pijnniveau. Begin met lichte activiteiten zoals wandelen en verhoog geleidelijk de intensiteit en duur. Korte, regelmatige bewegingssessies zijn effectiever dan zeldzame, intensieve trainingen. Integreer beweging in uw dagelijks leven door bijvoorbeeld de trap in plaats van de lift te nemen of korte afstanden te voet of met de fiets af te leggen. Als er tijdens de beweging tijdelijke spierspanningen of -pijn optreden, verdwijnen deze meestal na enkele weken weer [s8]. Het is belangrijk om bij aanhoudende of sterke pijn een arts of fysiotherapeut te raadplegen.

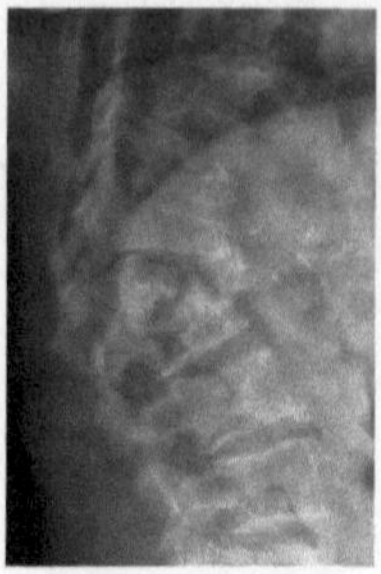

Osteoporose [i2]

Goed om te weten

Depressies

Langdurig bewegingsgebrek en chronische pijn kunnen het risico op depressies verhogen. Depressies kunnen op hun beurt de pijnperceptie versterken en de motivatie voor lichamelijke activiteit verminderen.

Inactiviteit

Gebrek aan lichamelijke activiteit kan leiden tot verzwakking van de rugspieren, een verminderde toevoer naar de tussenwervelschijven en een verhoogd risico op rugpijn. Het draagt ook bij aan andere gezondheidsproblemen zoals osteoporose en artritis, die eveneens rugpijn kunnen veroorzaken of verergeren.

Spanningen in de Spieren

Spanningen in de rugspieren kunnen ontstaan door verkeerde houdingen, overbelasting of bewegingsgebrek. Ze uiten zich in pijn, stijfheid en beperkte beweeglijkheid.

Tussenwervelschijven

Tussenwervelschijven fungeren als schokdempers tussen de wervels en maken de beweeglijkheid van de wervelkolom mogelijk. Bij inactiviteit wordt de voedingsvoorziening van de tussenwervelschijven aangetast, wat kan leiden tot verlies van elasticiteit en een verhoogde kwetsbaarheid voor blessures.

Correlatie tussen inactiviteit en rugpijn

Verhoogde inactiviteit correleert met hogere ernst van rugpijn.

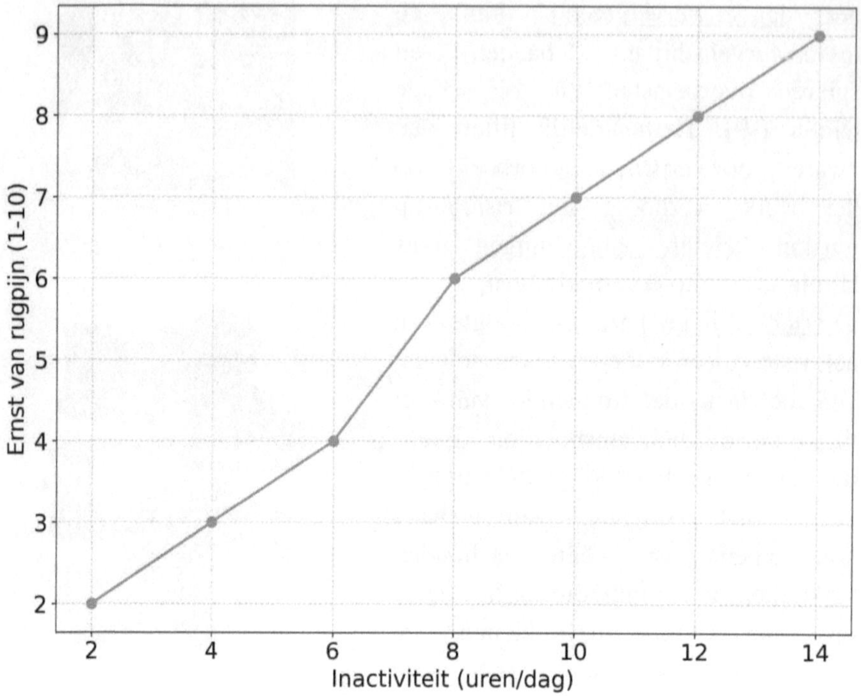

De grafiek toont een positieve correlatie tussen uren inactiviteit per dag en de gerapporteerde ernst van rugpijn. Personen met hogere niveaus van inactiviteit hebben de neiging om ernstigere rugpijn te ervaren. Dit suggereert dat het verhogen van fysieke activiteit de symptomen van rugpijn kan helpen verlichten.

Overbelasting door zwaar tillen

Overmatig tillen van zware lasten behoort tot de meest voorkomende oorzaken van rugklachten. De belasting van de wervelkolom bij het tillen, vooral in het lendenwervelgebied, kan de tussenwervelschijven, banden en spieren overbelasten en tot schade leiden [s9]. Herhaaldelijk tillen van zware voorwerpen, bijvoorbeeld op het werk, verhoogt het risico op muskuloskeletale aandoeningen zoals hernia's, spierverrekkingen en gewrichtsslijtage [s9]. De hoogte van het risico neemt toe met het gewicht van de last, de frequentie van het tillen en de lichaamshouding tijdens de handeling. Eenzijdige belastingen, zoals het dragen van zware voorwerpen op één schouder, versterken de asymmetrie en het risico op pijn. Om rugproblemen te voorkomen, moet men bij het tillen van zware lasten letten op een correcte tiltechniek: Buig de knieën en houd de rug recht om de belasting over de beenspieren te verdelen. Draag lasten zo dicht mogelijk bij het lichaam en vermijd schokkende bewegingen. Hulpmiddelen zoals tillenbanden of transportwagens kunnen de belasting verminderen. Regelmatige training van de rug- en buikspieren versterkt de romp en beschermt de wervelkolom tegen

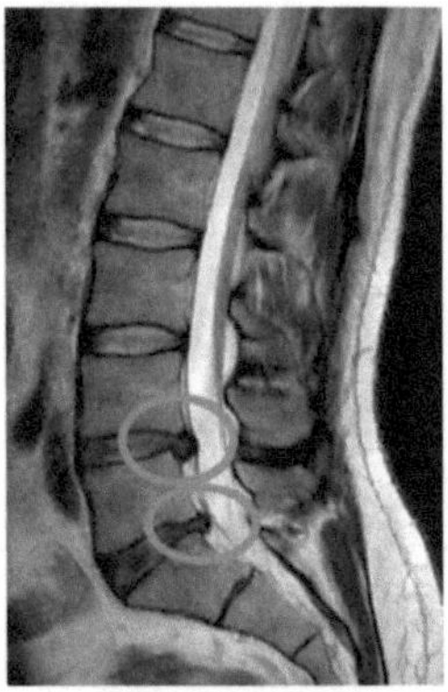

hernia [i3]

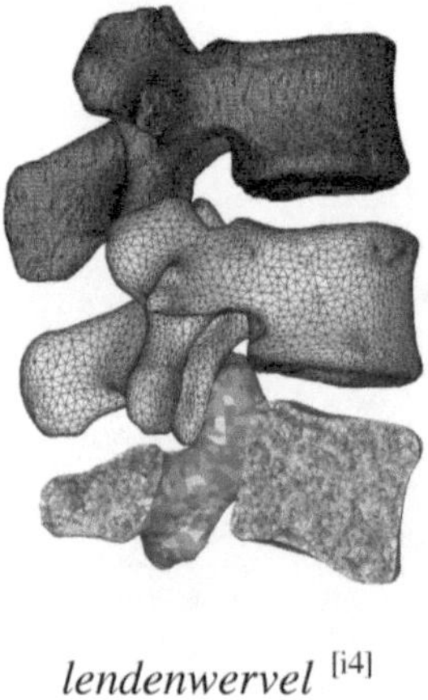

lendenwervel [i4]

overbelasting. Bij reeds bestaande rugpijn moet men voor het tillen van zware lasten medisch advies inwinnen.

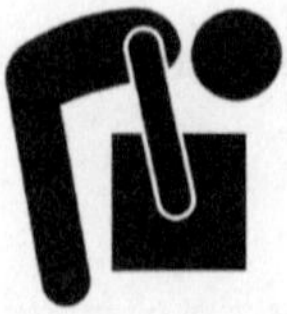

Goed om te weten

Gewrichtsslijtage

Chronische overbelasting van de wervelgewrichten kan leiden tot slijtage van het kraakbeen en artrose. Dit veroorzaakt pijn, stijfheid en beperkte beweeglijkheid.

Lendenwervelgebied

Het lendenwervelgebied is bijzonder kwetsbaar voor verwondingen door zwaar tillen, omdat het een groot deel van het gewicht draagt en tegelijkertijd flexibel moet zijn.

Muskuloskeletale aandoeningen

Muskuloskeletale aandoeningen betreffen spieren, botten, gewrichten, pezen, banden en zenuwen. Ze kunnen ontstaan door overbelasting, verwondingen of verkeerde houdingen en veroorzaken pijn, bewegingsbeperkingen en functieverlies.

Tiltechniek

Een correcte tiltechniek verdeelt de belasting gelijkmatig over benen en romp, minimaliseert het risico op verwondingen en ontziet de wervelkolom.

Geschatte belasting van de lumbale wervelkolom tijdens veelvoorkomende tilactiviteiten

Vergelijking van wervelkolombelastingen in verschillende tilscenario's

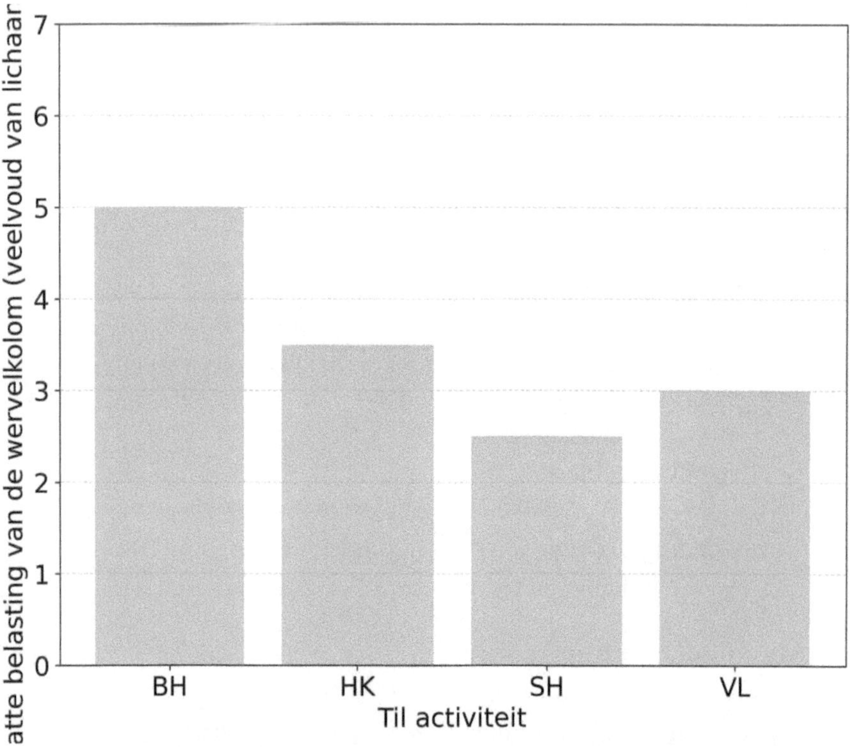

BH: Bovenhands tillen (10kg)
HK: Heuphoogte tillen (10kg)
SH: Schouderhoogte tillen (10kg)
VL: Vloer tillen (10kg)

Deze grafiek toont visueel aan hoe verschillende tilhoudingen en gewichten de belasting van de lumbale wervelkolom aanzienlijk beïnvloeden. Tillen vanaf de vloer, vooral met zwaardere gewichten, verhoogt de belasting dramatisch. Het behouden van een neutrale wervelkolom en het dicht bij het lichaam houden van de last lijkt cruciaal te zijn om de belasting te minimaliseren. Deze bevindingen onderstrepen het belang van goede tiltechnieken bij het voorkomen van rugblessures.

Concrete adviezen

- Verander regelmatig je zithouding en sta minstens één keer per uur op om je spieren te activeren.
- Gebruik de lunchpauze voor een korte wandeling in de frisse lucht om spanningen te verlichten en nieuwe energie op te doen.
- Integreer korte bewegingssequenties, zoals rek- en strekoefeningen of squats, in je werkdag, bijvoorbeeld terwijl je wacht op de printer.
- Let bij het dragen van tassen of rugzakken op een gelijkmatige gewichtsverdeling om eenzijdige belasting te voorkomen.
- Experimenteer met verschillende zitmogelijkheden, zoals een gymbal of een wigkussen, om je rompspieren te versterken en je houding dynamischer te maken.
- Sta op één been terwijl je je tanden poetst en wissel na een minuut van been om je balans te trainen en je diepere spieren te activeren.
- Draag schoenen met platte, flexibele zolen om de natuurlijke beweging van je voeten en daarmee ook van je wervelkolom te ondersteunen.
- Kijk bewust naar voren tijdens het lopen en niet naar de grond, om een rechte houding te bevorderen en nekspanning te voorkomen.
- Adem bewust diep in en uit met je buik om je spieren van zuurstof te voorzien en spanningen te verlichten.
- Ga 's avonds een paar minuten op je rug liggen met gebogen benen om je wervelkolom te ontlasten en te ontspannen.
- Integreer het dragen van voorwerpen op je hoofd in je dagelijkse routine, bijvoorbeeld tijdens het opruimen, om je lichaamsbewustzijn en je rechte houding te trainen.
- Varieer je slaaphouding en let op een matras en kussen die je wervelkolom optimaal ondersteunen.

1. 2 Psychische Factoren

Psychische factoren spelen een cruciale rol bij de ontwikkeling en het in stand houden van rugpijn. Stress, negatieve emoties en ongunstige denkpatronen kunnen de pijnperceptie versterken en bijdragen aan chronificatie. Ook de individuele stressreactie en de persoonlijke omgeving beïnvloeden het pijnverloop aanzienlijk. Zo kunnen bijvoorbeeld catastroferen of een gebrek aan sociale ondersteuning de klachten verergeren. Dit hoofdstuk belicht de complexe interacties tussen psyche en rugpijn en toont aan hoe emotionele belasting, cognitieve processen en sociale factoren de pijnbeheersing beïnvloeden. Begrijp de psychische invloeden om uw rugpijn beter onder controle te krijgen.

De individuele stressreactie, in het bijzonder de neiging tot catastroferen, speelt een sleutelrol bij de ontwikkeling en het in stand houden van rugpijn.

Stressgerelateerde spanning

Stress leidt tot spierspanning, die rugpijn kan veroorzaken of verergeren. Aanhoudende stress kan leiden tot lage, maar blijvende spiersamentrekkingen, die de doorbloeding (Ischemie) en zuurstoftoevoer (hypoxie) in het weefsel kunnen beïnvloeden en zo pijn veroorzaken [s10]. Deze samenhang is bijzonder duidelijk in de onderrugspieren. Chronische rugpijnpatiënten hebben de neiging tot overmatige samentrekkingen van deze spieren, wat hun pijnperceptie beïnvloedt [s10]. De individuele reactie op stress speelt hierbij een belangrijke rol. Zo kan de neiging tot katastroferen – de tendens om pijn overdreven negatief te beoordelen en te dramatiseren – de spierspanning in de tussenliggende spieren (Paraspinale spieren) versterken, vooral wanneer negatieve emoties worden ervaren [s10]. Een voorbeeld hiervan zou een patiënt zijn die, vanwege rugpijn, vreest zijn baan te verliezen en daardoor zijn bestaansbasis in gevaar te brengen. Deze zorgen en angsten kunnen de spierspanning en daarmee de pijn verder verergeren. Daarnaast interageren pijnkatastroferen en ruststpierspanning: patiënten met een hoge mate van beide factoren melden de sterkste pijn [s10]. Ook de cardiovasculaire reactiviteit op stress is relevant. Een lage reactiviteit van de bloeddruk op emotionele belasting kan de pijnstillende werking van de bloeddruk verminderen en zo de pijnintensiteit bij patiënten met uitgesproken katastroferend gedrag verhogen [s10]. Stress beïnvloedt niet alleen rugpijn, maar ook andere pijnsoorten. Zo kan het bijvoorbeeld fantoompijn uitlokken of verergeren [s11]. Studies tonen aan dat stress en emotionele belasting episodes van fantoompijn kunnen veroorzaken, waarbij onwillekeurige spiersamentrekkingen in de stomp verband houden met angst, spanning en stress [s11]. Emotionele belasting en uitputting worden door veel geamputeerden genoemd als triggers voor fantoompijn [s11]. Daarom kunnen therapeutische maatregelen die gericht zijn op het reguleren van stressreacties ook nuttig zijn bij de behandeling van fantoompijn [s11]. De interacties tussen stress, emoties en pijn zijn complex en individueel verschillend.

Het is belangrijk om de eigen stressoren en reactiemethoden te herkennen om gerichte strategieën voor stressmanagement te ontwikkelen en zo pijn te verminderen.

Goed om te weten

Cardiovasculaire reactiviteit

De reactie van het hart- en vaatstelsel op stress, gemeten door veranderingen in bloeddruk en hartslag. Een lage cardiovasculaire reactiviteit kan de pijnstillende werking van de bloeddruk verminderen en zo rugpijn verergeren.

Fantoompijn

Pijn die wordt gevoeld in een geamputeerd lichaamsdeel, hoewel dit niet meer aanwezig is. Stress en emotionele belasting kunnen fantoompijn uitlokken of verergeren, wat de betekenis van stressmanagement bij pijntherapie onderstreept.

Katastroferen

De tendens om pijn overdreven negatief te beoordelen, te dramatiseren en de mogelijke gevolgen te overschatten. Katastroferen kan rugpijn verergeren door de spierspanning te verhogen en negatieve emoties te versterken.

Paraspinale spieren

De spieren die langs de wervelkolom lopen en verantwoordelijk zijn voor de stabilisatie en beweging van de rug. Stress en negatieve emoties kunnen de spanning in de paraspinale spieren verhogen en zo rugpijn veroorzaken of verergeren.

Stress en Spanning

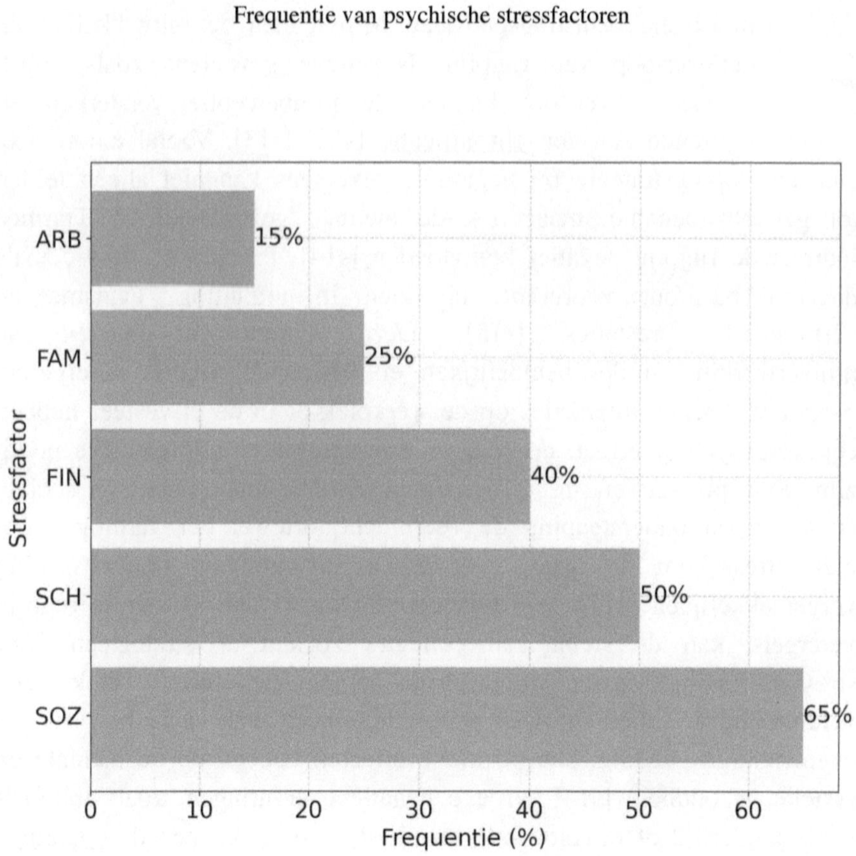

ARB: Werkstress
FAM: Familieproblemen
FIN: Financiële zorgen
SCH: Slaapproblemen
SOZ: Sociale angsten

Het staafdiagram visualiseert de relatieve frequentie van verschillende psychische stressfactoren die kunnen leiden tot spanning, met name in de rug. Werkstress is de dominante factor, gevolgd door familieproblemen en financiële zorgen. Slaapproblemen en sociale angsten spelen een relatief kleinere, maar toch relevante rol.

Emotionele Belastingspatronen

Emotionele belastingspatronen beïnvloeden de ontwikkeling en het verloop van rugpijn. Negatieve gevoelens zoals angst, woede of verdriet kunnen de pijnperceptie versterken en bijdragen aan een chronificatie [s12] [s13]. Vooral emotioneel eten als copingstrategie bij negatieve gevoelens kan niet alleen leiden tot gewichtstoename, maar ook de mentale gezondheid en daarmee indirect de rugpijn negatief beïnvloeden [s14]. Psychische stress, zoals die bij burn-out voorkomt, uit zich in uitputting, cynisme en verminderde prestaties [s15]. Deze symptomen kunnen de pijnverwerking verder bemoeilijken en bestaande rugpijn verergeren. Negatieve sociale interacties op de werkplek of in de privésfeer hebben een vergelijkbaar effect, doordat ze energiereserves uitputten die nodig zijn voor pijnverwerking [s15]. Omgekeerd kunnen positieve sociale contacten en ondersteuning de veerkracht, oftewel het vermogen om met stress om te gaan, versterken en zo de pijnverwerking vergemakkelijken [s12]. Wie bijvoorbeeld merkt dat werkstress rugpijn verergert, kan de steun van collega's zoeken of strategieën voor stressverlichting zoals mindfulness-oefeningen leren. Ook een verandering in voeding, weg van emotioneel eten naar bewuste en evenwichtige voeding, kan positieve effecten hebben op de mentale en fysieke gezondheid [s14]. Vroege negatieve ervaringen, zoals trauma's in de kindertijd of onvoldoende moederlijke zorg, kunnen de cognitief-emotionele reactiemodellen en de stressverwerking op lange termijn beïnvloeden en zo de kwetsbaarheid voor rugpijn verhogen [s13] [s16]. De perceptie van controle over de eigen situatie (Locus of Control) en het vertrouwen in de eigen vaardigheden (zelfeffectiviteit) spelen ook een rol bij de pijnverwerking [s17]. Een sterk gevoel van zelfeffectiviteit kan ertoe leiden dat betrokkenen actief maatregelen nemen om hun pijn te verlichten, terwijl een laag zelfbeeld de uitvoering van pijnverlichtende gedragingen kan belemmeren [s17]. Therapie kan helpen om negatieve denkpatronen te veranderen en de zelfeffectiviteit te versterken.

Goed om te weten

Chronificatie
Overgang van acute pijn naar een chronisch pijnsyndroom, vaak verbonden met psychische factoren zoals angst of depressie.

Cognitief-emotionele reactiemodellen
Gedachten en gevoelens die als reactie op bepaalde situaties of prikkels optreden. Negatieve reactiemodellen kunnen de pijnperceptie versterken en de verwerking van rugpijn bemoeilijken.

Mindfulness-oefeningen
Oefeningen voor bewuste waarneming van het huidige moment, die kunnen helpen stress te verminderen en de lichaamswaarneming te verbeteren, wat een positieve invloed kan hebben op rugpijn.

Zelfeffectiviteit
Het geloof dat men eigen handelingen succesvol kan uitvoeren en doelen kan bereiken. Een hoge zelfeffectiviteit kan betrokkenen motiveren om actief bij te dragen aan de pijnverwerking.

Emotionele belasting en pijnintensiteit

Correlatie tussen stress, emotionele belasting en pijnintensiteit.

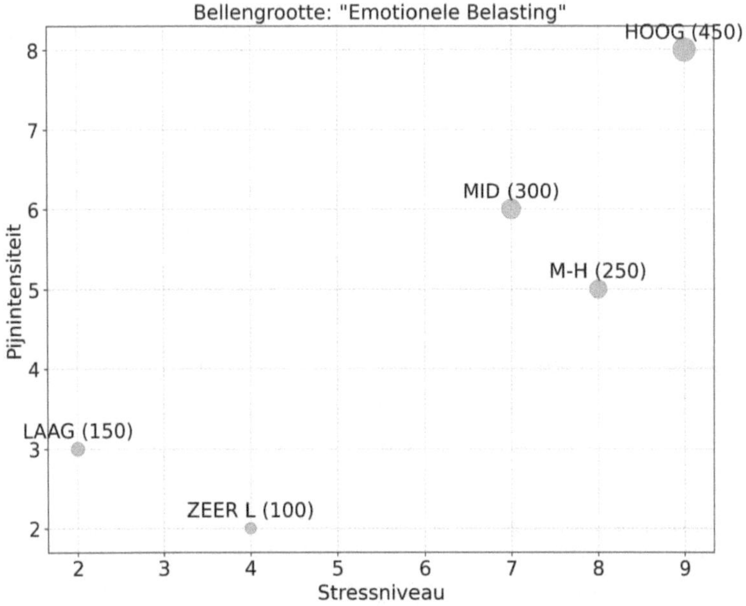

Blasengröße: Emotionele belasting

HOOG: Hoge stress en belasting

LAAG: Lage stress en belasting

M-H: Middelhoge stress en belasting

MID: Middelmatige stress en belasting

ZEER L: Zeer lage stress en belasting

De grafiek geeft een positieve correlatie aan tussen emotionele belasting en pijnintensiteit. Hoge stressniveaus in combinatie met een hoge emotionele belasting neigen overeen te komen met hogere gerapporteerde pijnniveaus. Omgekeerd rapporteren personen die lagere stressniveaus en emotionele belasting ervaren over het algemeen een lagere pijnintensiteit. Dit suggereert dat het beheersen van emotioneel welzijn en stressniveaus een belangrijke rol kan spelen bij pijnbeheersing.

Psychosomatische verbanden

Psychosomatische verbanden beschrijven de interactie tussen psychische processen en lichamelijke klachten. In de context van rugpijn betekent dit dat emotionele factoren en cognitieve patronen niet alleen de pijnperceptie beïnvloeden, maar ook kunnen bijdragen aan de ontwikkeling en instandhouding van de klachten [s18] [s19]. Angst, een veelvoorkomende trigger voor hoofdpijn, kan de pijnintensiteit versterken en de levenskwaliteit verminderen [s19]. Evenzo geldt dit voor rugpijn: negatieve emoties zoals woede of verdriet kunnen de pijnperceptie intensiveren en zo leiden tot chronificatie van de klachten [s18]. Dit geldt ook voor de perceptie van controle over de eigen situatie en het vertrouwen in de eigen vaardigheden. Een laag zelfvertrouwen kan de uitvoering van pijnverlichtende gedragingen bemoeilijken, terwijl een sterk zelfeffectiviteitsgevoel betrokkenen motiveert om actief maatregelen te nemen voor pijnverlichting [s19]. Wie bijvoorbeeld lijdt aan rugpijn en tegelijkertijd overtuigd is dat hij of zij de pijn niet kan beïnvloeden, zal mogelijk minder actief naar oplossingen zoeken en zo de chronificatie van de pijn bevorderen. Het vermogen om emoties waar te nemen en te uiten, kan de impact van pijn verlichten [s18]. Patiënten die hun emoties duidelijk kunnen benoemen en communiceren, hebben mogelijk betere kansen om adequate ondersteuning te ontvangen en de pijn beter te beheersen. Catastroferen, een ongunstige copingstijl waarbij pijn overdreven negatief wordt beoordeeld en gedramatiseerd, versterkt de pijnintensiteit [s20]. Dit is te vergelijken met een patiënt die elke rugpijn interpreteert als een voorbode van een ernstige aandoening en daardoor zijn activiteiten sterk beperkt, waardoor de pijn op de lange termijn kan toenemen. Onderzoek toont bovendien een verband aan tussen sociale steun en lagere angst en depressie [s21]. Een stabiele sociale omgeving kan dus als beschermende factor dienen in de omgang met chronische pijn en de pijnbeheersing positief beïnvloeden.

Goed om te weten

Catastroferen

Is een negatieve denkstijl waarbij pijn wordt overschat en als ondraaglijk wordt ervaren. Catastroferen versterkt de pijnperceptie en kan rugpijn verergeren.

Cognitief

Verwijst naar de mentale processen zoals denken, waarnemen en herinneren. Negatieve denkpatronen kunnen rugpijn verergeren en het herstel belemmeren.

Psychosomatisch

Verwijst naar de interactie tussen psychische en lichamelijke processen, die een belangrijke rol speelt bij rugpijn, aangezien stress, angsten en depressies de pijn kunnen verergeren.

Zelfeffectiviteit

Is het geloof dat men eigen doelen kan bereiken en moeilijke situaties kan overwinnen. Een sterk zelfeffectiviteitsgevoel kan de motivatie voor pijnbeheersing bevorderen en rugpijn verlichten.

Correlatie tussen stressniveau en ernst van rugpijn

Illustreert de relatie tussen waargenomen stress en de intensiteit van rugpijn.

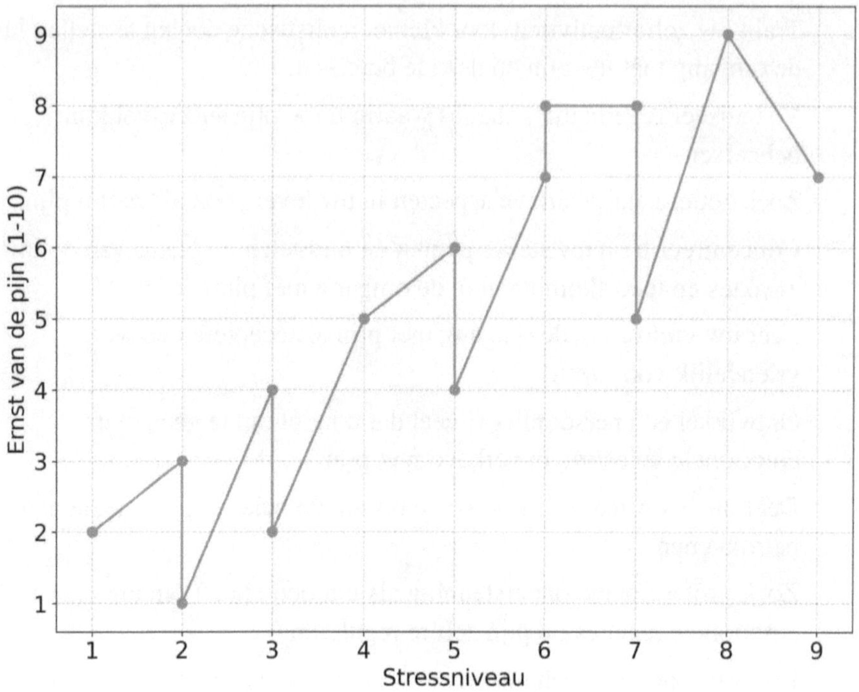

Deze grafiek suggereert een positieve correlatie tussen stressniveaus en de ernst van rugpijn. Naarmate de stress toeneemt, neemt ook de gerapporteerde intensiteit van rugpijn toe. Dit impliceert niet noodzakelijkerwijs causaliteit, maar benadrukt de potentiële invloed van psychologische factoren op fysieke symptomen. Verder onderzoek is nodig om de aard van deze relatie te bepalen en mogelijke interventies te verkennen.

Concrete adviezen

- Reflecteer regelmatig op uw gedachten en gevoelens in verband met uw pijn.
- Houd een dagboek bij om terugkerende patronen in uw emotionele reacties op pijn te herkennen.
- Oefen met het bewust in twijfel trekken en herinterpreteren van negatieve gedachtepatronen in verband met pijn.
- Train uw zelfeffectiviteit door kleine, realistische doelen te stellen in de omgang met uw pijn en deze te bereiken.
- Visualiseer regelmatig situaties waarin u uw pijn succesvol kunt beheersen.
- Zoek actief naar positieve aspecten in uw leven, ook al heeft u pijn.
- Concentreer u op uw sterke punten en middelen, in plaats van op uw zwaktes en tekortkomingen in de omgang met pijn.
- Leer uw grenzen in de omgang met pijn te accepteren en wees vriendelijk voor uzelf.
- Ontwikkel een persoonlijk ritueel dat u helpt om te gaan met emotionele belasting in verband met pijn.
- Deel uw ervaringen met pijn en emotionele belasting uit met andere betrokkenen.
- Zoek professionele ondersteuning als u moeite heeft om uw emotionele reacties op pijn zelf te reguleren.
- Leer ontspanningstechnieken zoals progressieve spierontspanning of autogene training om uw emotionele spanning te verminderen.

1. 3 Anatomische Gegevens

Rugpijn behoort tot de meest voorkomende klachten en beperkt de levenskwaliteit aanzienlijk. Anatomische structuren van de wervelkolom, zoals tussenwervelschijven, facetgewrichten en wervellichamen, ondergaan in de loop van het leven veranderingen die tot pijn kunnen leiden. Musculaire disbalansen verergeren deze problematiek en beïnvloeden de stabiliteit van de wervelkolom. Tussenwervelschijven verliezen vocht en elasticiteit, wat leidt tot een verhoogde belasting van de facetgewrichten en uiteindelijk tot pijn. Ook aangeboren anomalieën, zoals een lumbosacrale overgangswervel, kunnen de biomechanica van de wervelkolom beïnvloeden en vroegtijdige degeneratie bevorderen. Begrijp de anatomische basis van uw rugpijn om de oorzaken en het ontstaan gericht aan te pakken en klachten effectief te voorkomen.

Rugpijn ontstaat vaak door een complex samenspel van degeneratieve veranderingen in de wervelkolom (tussenwervelschijven, facetgewrichten, botten), musculaire disbalansen en anatomische bijzonderheden.

Veranderingen aan de wervelkolom

Veranderingen aan de wervelkolom komen gedurende het leven voor en beïnvloeden verschillende structuren. Tussen de wervels gelegen tussenwervelschijven, die als schokdempers fungeren, veranderen door veroudering en verwondingen. [s22] Hun structuur – bestaande uit een gelachtige kern (Nucleus pulposus) en een vezelring (Anulus fibrosus) – verliest aan vochtgehalte en elasticiteit. [s23] Hierdoor vermindert de hoogte van de tussenwervelschijf en kunnen scheuren in de Anulus fibrosus ontstaan, wat kan leiden tot pijn – ook zonder tussenwervelschijfuitpuiling. [s23] De facetgewrichten, die de beweeglijkheid van de wervelkolom regelen, ondergaan ook degeneratieve processen. [s24] Artrose in deze gewrichten draagt, naast de degeneratie van de tussenwervelschijven, aanzienlijk bij aan rugpijn. [s25] Het verlies van botdichtheid in het spongiöse bot van de wervellichamen versterkt deze ontwikkeling en verhoogt het risico op fracturen. [s24] Bij een lumbosacrale overgangswervel (LSTV) – een aangeboren anomalie waarbij de laatste lendenwervel met het heiligbeen is vergroeid – kan de veranderde anatomie de biomechanica van de wervelkolom beïnvloeden en leiden tot een vroegtijdige degeneratie van de tussenwervelschijf. [s26] De daar zwakker ontwikkelde iliolumbale ligamenten dragen bij aan de instabiliteit. [s26] Het is belangrijk dat een verminderde hoogte van de tussenwervelschijf onder een LSTV niet gelijkgesteld kan worden aan degeneratie. [s26] Beeldvormende technieken, zoals CT en MRI, zijn essentieel om deze veranderingen te diagnosticeren. [s25] Zo kunnen bijvoorbeeld door een MRI-scan rupturen van de interspinous ligamenten en artrose van de achterste wervelgewrichten worden vastgesteld, die wijzen op degeneratieve veranderingen. [s25]

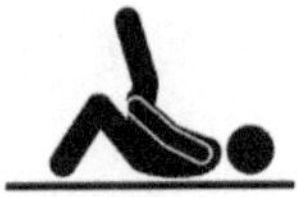

Goed om te weten

Achterste wervelgewrichten

Achterste wervelgewrichten, ook wel facetgewrichten genoemd, maken de beweging van de wervelkolom mogelijk en dragen bij aan de stabiliteit. Artrose in deze gewrichten kan leiden tot pijn en bewegingsbeperkingen.

Lumbosacrale overgangswervel (LSTV)

Een lumbosacrale overgangswervel is een aangeboren anomalie waarbij de laatste lendenwervel gedeeltelijk of volledig met het heiligbeen is vergroeid. Dit kan leiden tot een veranderde belasting van de wervelkolom en rugpijn.

Nucleus pulposus

De nucleus pulposus is de gelachtige kern in het binnenste van een tussenwervelschijf. Het bestaat voornamelijk uit water en zorgt voor de flexibiliteit en schokdemping van de tussenwervelschijf.

Spongiös bot

Spongiös bot is een poreus bot dat zich in het binnenste van de wervellichamen bevindt. Het is lichter dan compact bot, biedt echter toch stabiliteit en bevat beenmerg.

Veelvoorkomende rugproblemen

Verdeling van veelvoorkomende rugproblemen die bijdragen aan rugpijn.

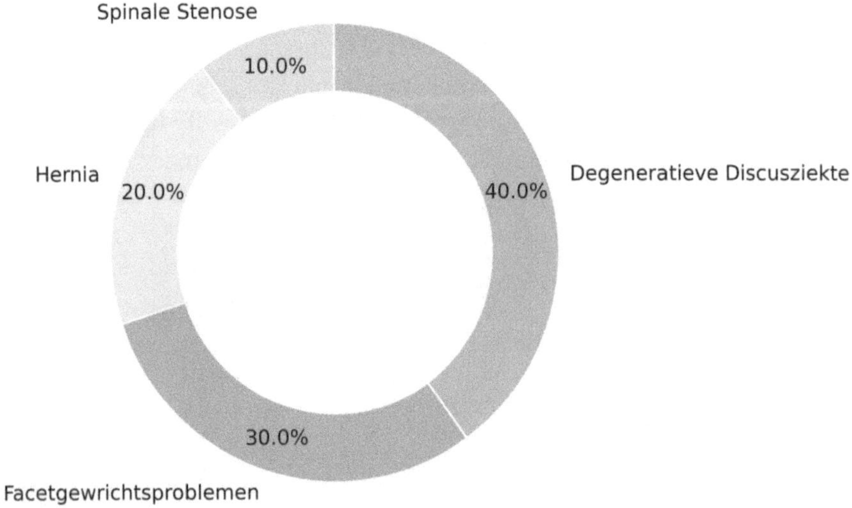

DDZ: Degeneratieve Discusziekte

HDS: Hernia

FGP: Facetgewrichtsproblemen

SPS: Spinale Stenose

Degeneratieve discusziekte is het meest voorkomende probleem, dat een aanzienlijk deel van de bevolking treft en het belang van preventieve maatregelen en goede zorg benadrukt. Facetgewrichtsproblemen en hernia's vertegenwoordigen ook aanzienlijke delen, wat aangeeft dat er grondige diagnoses nodig zijn om onderscheid te maken tussen deze verwante aandoeningen. Spinale stenose, hoewel minder vaak voorkomend dan de andere, treft nog steeds een aanzienlijk percentage en vereist specifieke behandelingsopties.

Musculaire disbalansen

Musculaire disbalansen, oftewel ongelijkheden in kracht en flexibiliteit van verschillende spiergroepen, beïnvloeden de functie van de gewrichten en kunnen rugpijn veroorzaken. Ze ontstaan wanneer de spieren rond een gewricht niet in balans werken, sommige dus te sterk en andere te zwak zijn, waardoor de gewrichtsmechanica en -stabiliteit worden aangetast. [s27] Een voorbeeld hiervan is het Upper-Crossed-Syndroom, waarbij sprake is van een zwakte van de nekbuigers en de stabiliserende spieren van het schouderblad. Tegelijkertijd komt het tot een verkorting van de borstspieren, de bovenste trapezius, de hoofdbuiger en de schouderbladheffer. [s27] Deze disbalans leidt tot een veranderde houding en kan pijn in de nek-, schouder- en rugregio veroorzaken. Ook in het gebied van de lendenwervelkolom kunnen musculaire disbalansen problemen veroorzaken en bijvoorbeeld leiden tot een overbelasting van de rugspieren wanneer de buikspieren te zwak zijn om de wervelkolom voldoende te stabiliseren. [s28] Diverse factoren bevorderen de ontwikkeling van dergelijke disbalansen, waaronder eenzijdige belasting door sport of beroep, gebrek aan opwarming voor fysieke activiteit, maar ook anatomische bijzonderheden. [s28] Zo kan een verkorte of zwakke kuitspier de beenas veranderen en de belasting op knie en heup, maar ook op de lendenwervelkolom, negatief beïnvloeden. [s28] Zelfs disbalansen in het gebied van de borstwervelkolom kunnen invloed hebben op de onderste extremiteit en bijvoorbeeld kniepijn veroorzaken. [s28] Om deze complexe samenhangen te begrijpen en gericht te behandelen, is een uitgebreide diagnostiek, die ook de spieractiviteit middels Elektromyografie (EMG) omvat, nuttig. [s27] Deze meetmethode maakt het mogelijk om de activatiepatronen van de spieren te analyseren en zo de oorzaken van de disbalans te identificeren.

Goed om te weten

Elektromyografie

Met behulp van elektroden die op de huid worden aangebracht, meet de elektromyografie de elektrische activiteit van de spieren. Deze informatie helpt vast te stellen welke spieren te sterk of te zwak zijn geactiveerd en geeft inzicht in de oorzaken van musculaire disbalansen.

EMG

EMG is de afkorting voor elektromyografie. Het is een diagnostische procedure die de elektrische activiteit van spieren meet. Een EMG kan helpen om musculaire disbalansen te identificeren die kunnen bijdragen aan rugpijn.

Musculaire disbalansen

Ze spelen een cruciale rol bij de ontwikkeling van rugpijn. Een ongelijkheid tussen de voorste en achterste buikspieren kan bijvoorbeeld de lendenwervelkolom belasten en pijn veroorzaken. Ook in het schouder- en nekgebied kunnen disbalansen leiden tot een verkeerde houding en daarmee samenhangende pijn.

Upper-Crossed-Syndroom

Bij het Upper-Crossed-Syndroom is er een combinatie van verkorte borst- en nekspieren en verzwakte rug- en diepe nekspieren. Deze disbalans leidt tot een kenmerkende hoofdvoorhouding en kan pijn in de nek, schouders en bovenrug veroorzaken.

Spieronbalans

Veelvoorkomende spieronbalans bij rugpijn

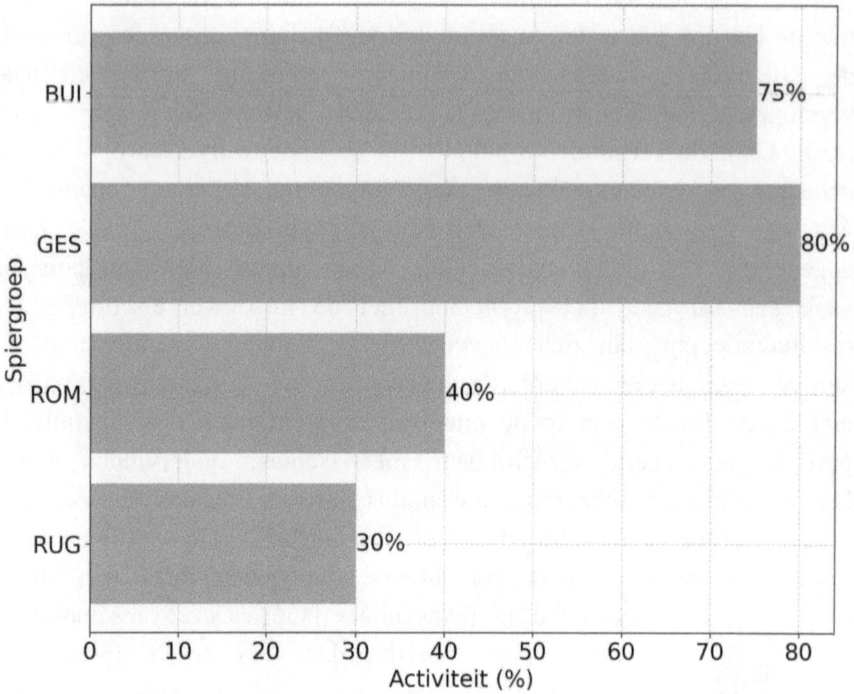

BUI: Buikspieren

GES: Gesäßspieren

ROM: Rompspieren

RUG: Rugspieren

Het diagram visualiseert typische spieronbalans die gepaard kan gaan met rugpijn. Een verkorting van de heupbuigers en de rugstrekker, gecombineerd met een zwakte van de buikspieren en de bilspieren, kan leiden tot een veranderde houding en belasting van de lumbale wervelkolom en daardoor pijn veroorzaken.

Problemen met de tussenwervelschijven

Problemen met de tussenwervelschijven ontstaan door complexe veranderingen in de opbouw van de tussenwervelschijf zelf en haar omgeving. De tussenwervelschijf, bestaande uit een buitenste vezelring (Anulus fibrosus) en de binnenste gelkern (nucleus_pulposus), verliest met de leeftijd aan water en elasticiteit [s29]. Dit vochtverlies verandert de structuur en functie van de tussenwervelschijf, vermindert haar vermogen om druk gelijkmatig te verdelen en schokken te absorberen [s30]. Door de verminderde hoogte van de tussenwervelschijf neemt de belasting op de aangrenzende wervelgewrichten (facetgewrichten) toe, wat op zijn beurt kan leiden tot slijtage (artrose) [s31]. Deze degeneratie van de facetgewrichten is een andere bron van pijn die vaak gepaard gaat met problemen met de tussenwervelschijven. De resulterende pijn kan zich op verschillende manieren manifesteren. Zo kan een patiënt met gevorderde degeneratie van de lendenwervelkolom niet alleen lokale pijn in de onderrug ervaren, maar ook uitstralende pijn in het been, vergelijkbaar met ischias, ondervinden [s31]. Daarnaast kunnen scheuren in de anulus fibrosus ontstaan, die ook pijn kunnen veroorzaken, zelfs zonder een hernia [s32]. De voeding van de tussenwervelschijf gebeurt via diffusie, aangezien deze niet direct doorbloed is (avaskulair) [s33]. Deze omstandigheid maakt haar kwetsbaarder voor beschadigingen en vertraagt de genezing [s34]. Genetische aanleg, maar ook externe invloeden zoals roken en lichamelijke belasting, beïnvloeden dit proces [s29]. De ontstekingsprocessen die ontstaan door de degeneratie van de tussenwervelschijf leiden tot een inwaartse groei van zenuwvezels in de voorheen pijnloze tussenwervelschijf (Neurotisatie) [s34]. Deze zenuwuiteinden in de tussenwervelschijf en de aangrenzende structuren zoals de facetgewrichten en ligamenten geven vervolgens pijnsignalen door, die door de hersenen als rugpijn worden geïnterpreteerd.

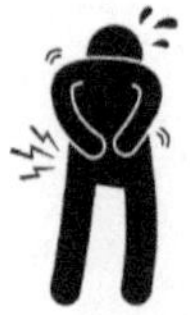

Goed om te weten

Anulus fibrosus

De anulus fibrosus is de buitenste, vezelige ring van de tussenwervelschijf. Hij omringt de gelkern en zorgt voor stabiliteit en flexibiliteit.

Lendenwervelkolom

De lendenwervelkolom is het onderste deel van de wervelkolom en bijzonder kwetsbaar voor belasting en pijn.

Neurotisatie

Neurotisatie is het ingroeien van zenuwvezels in een weefsel dat voorheen niet door zenuwen werd voorzien. Dit kan bij gedegradeerde tussenwervelschijven leiden tot pijn.

Locatie van Hernia's

Verdeling van het voorkomen van hernia's per wervelkolomregio.

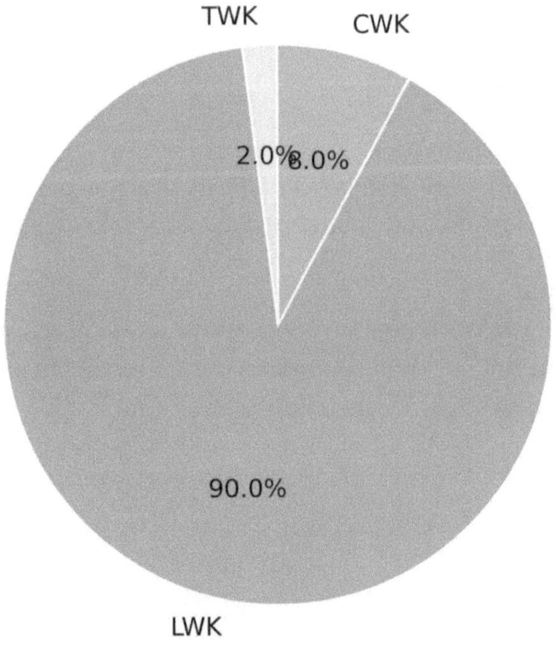

- CWK: Cervicale Wervelkolom
- LWK: Lumbale Wervelkolom
- TWK: Thoracale Wervelkolom

De overgrote meerderheid van de hernia's komt voor in de lumbale wervelkolom, gevolgd door de cervicale wervelkolom. Hernia's in de thoracale wervelkolom komen aanzienlijk minder vaak voor. Deze verdeling weerspiegelt waarschijnlijk de hogere stress en mobiliteitseisen die aan de lumbale en cervicale regio's worden gesteld in vergelijking met de stabielere thoracale wervelkolom.

Concrete adviezen

- Voel bewust de natuurlijke kromming van uw wervelkolom en probeer deze in het dagelijks leven te behouden.
- Voel uw wervelkolom af en verken het verloop en de aangrenzende spieren.
- Observeer de beweging van uw wervelkolom bij dagelijkse activiteiten zoals bukken of draaien.
- Vergelijk de beweeglijkheid van uw wervelkolom in verschillende lichaamshoudingen, bijvoorbeeld zittend en staand.
- Stel u voor dat uw wervelkolom een parelsnoer is en probeer de afzonderlijke "parels" (wervels) bewust te bewegen.
- Hang regelmatig enkele seconden aan een stang of deurpost om uw wervelkolom te strekken en te ontlasten.
- Rol over een gymmat om de beweeglijkheid van uw wervelkolom te bevorderen en spanningen te verlichten.
- Masseer de spieren langs uw wervelkolom met een tennisbal of een fascia-rol.
- Ga op uw buik liggen en til om de beurt uw rechterarm en uw linkerbeen op en vice versa, om de rugspieren te versterken.
- Voel uw bekkenbotten en probeer deze bewust uit te lijnen om de basis van uw wervelkolom te stabiliseren.
- Visualiseer de positie van uw tussenwervelschijven tussen de wervels en stel u voor hoe deze door beweging van vocht worden voorzien.

Terugblik - 1. Oorzaken en Ontstaan

Rugpijn is een wijdverspreid probleem, waarvan de oorzaken divers en vaak met elkaar verweven zijn. Een centraal aspect is de lichaamshouding in het dagelijks leven. Langdurig zitten, vooral in ongunstige posities, leidt tot musculaire disbalans: de buikspieren verzwakken, terwijl de spieren aan de achterkant van het lichaam verkorten. Deze asymmetrie verandert de statiek van de wervelkolom en kan pijn veroorzaken. Ook verkeerde houdingen tijdens het staan, zoals een holle rug of een ronde rug, dragen bij aan een ongunstige belasting van de wervelkolom. Om dit tegen te gaan, moet u uw werkplek ergonomisch inrichten, regelmatig uw houding corrigeren en zorgen voor voldoende beweging. Integreer korte beweegpauzes in uw werkdag, gebruik in hoogte verstelbare bureaus en let op een dynamische zithouding. Reflecteer op uw lichaamshouding in het dagelijks leven en corrigeer uzelf actief zodra u een verkeerde houding opmerkt. Dit vereist aanvankelijk welbewuste inspanning, maar wordt na verloop van tijd een gewoonte.

Een andere belangrijke factor is gebrek aan beweging. Inactiviteit leidt tot een verminderde doorbloeding van spieren en tussenwervelschijven, wat hun voorziening van voedingsstoffen en zuurstof belemmert. De gevolgen zijn een verzwakking van de rugspieren, een afname van de elasticiteit van de tussenwervelschijven en een verhoogd risico op aandoeningen zoals osteoporose en artritis. Naast de fysieke gevolgen beïnvloedt gebrek aan beweging ook het psychisch welzijn en kan het leiden tot een vicieuze cirkel van inactiviteit en pijn. Daarom is regelmatige beweging essentieel ter preventie en verlichting van rugpijn. Begin met lichte activiteiten zoals wandelen en verhoog geleidelijk de intensiteit en duur. Integreer beweging in uw dagelijks leven door bijvoorbeeld de trap in plaats van de lift te nemen of korte afstanden te voet af te leggen. Vind een sport die u leuk vindt en die u op lange termijn in uw dagelijks leven kunt integreren. Wees geduldig met uzelf en accepteer ook tegenslagen.

Naast verkeerde houdingen en gebrek aan beweging speelt ook overbelasting, vooral door het verkeerd tillen van zware lasten, een cruciale rol. De belasting van de wervelkolom bij het tillen, vooral in het lendengebied, kan leiden tot schade aan tussenwervelschijven, banden en spieren. Om dit te voorkomen, is de juiste tiltechniek essentieel: buig de knieën, houd de rug recht en draag de last dicht bij het lichaam. Vermijd schokkende bewegingen en gebruik indien nodig hulpmiddelen zoals tilbanden. Let in het dagelijks leven op een gelijkmatige belasting en verdeel zware lasten over beide lichaamshelften. Train uw rug- en buikspieren om uw wervelkolom te versterken en te beschermen tegen overbelasting.

Ten slotte mag de invloed van stress en emotionele belasting niet worden onderschat. Stress leidt tot spierspanning, die rugpijn kan veroorzaken of verergeren. Negatieve emoties zoals angst, woede of verdriet beïnvloeden de pijnperceptie en kunnen bijdragen aan een chronificatie van de klachten. Daarom is het belangrijk om strategieën voor stressmanagement te ontwikkelen. Mindfulness-oefeningen, ontspanningstechnieken en een positieve levenshouding kunnen u helpen stress te verminderen en uw ruggezondheid te verbeteren. Zoek steun in uw sociale omgeving en schroom niet om professionele hulp in te schakelen als u er alleen niet uitkomt.

De ontwikkeling van rugpijn is een complex samenspel van verschillende factoren. Door uw lichaamshouding, uw bewegingsbereik en uw omgang met stress te reflecteren, kunt u actief bijdragen aan het verbeteren van uw ruggezondheid en het voorkomen van pijn. De weg naar een pijnvrije rug vereist inzet en geduld, maar de beloning is een verhoogd welzijn en een hogere levenskwaliteit.

2. Preventieve Maatregelen

Wist u dat meer dan 80% van de mensen in de loop van hun leven last heeft van rugpijn? De moderne levensstijl met lange zittijden en gebrek aan beweging eist zijn tol van ons lichaam. Maar in plaats van pas te handelen wanneer de pijn al aanwezig is, kunnen we actief tegensteken. De juiste gewoonten en een bewuste omgang met ons lichaam vormen de basis voor een gezonde rug. In dit hoofdstuk leert u hoe u met eenvoudige, maar effectieve strategieën rugproblemen doelgericht kunt voorkomen.

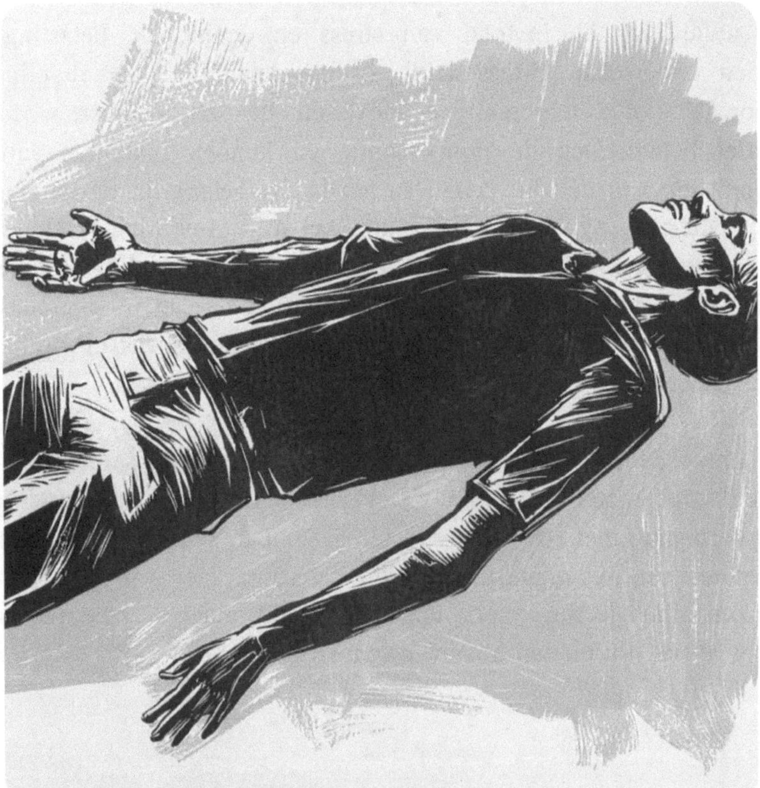

2. 1 Bewegingsoptimalisatie

Bewegingsoptimalisatie in het dagelijks leven beschermt tegen rugpijn en verbetert de algemene fysieke prestaties. Onbewust uitgevoerde bewegingen brengen vaak risico's met zich mee voor verkeerde belasting en pijn, vooral in het lendengebied. Deze kunnen worden geminimaliseerd door een verbeterd lichaamsbewustzijn en de optimalisatie van bewegingspatronen. Juiste til-, buig- en lichaamshouding bij dagelijkse activiteiten spelen een cruciale rol. Een sterke rompspieren en optimale gewrichtshoeken ondersteunen de wervelkolom en voorkomen blessures. Ontdek hieronder hoe u uw bewegingspatronen kunt optimaliseren en zo actief bijdraagt aan een pijnvrije en flexibele rug.

Bewegingsoptimalisatie in het dagelijks leven vereist zowel de versterking van de rompspieren als de training van het lichaamsbewustzijn, om bewegingen bewust, efficiënt en rugvriendelijk uit te voeren.

Houdingstraining

Houdingstraining is gericht op het verbeteren van de lichaamshouding om rugpijn te verlichten en de algemene lichaamsbewustheid te vergroten. Een belangrijk aspect is het versterken van de spieren die de wervelkolom ondersteunen. Een zwakke romp-spiergroep kan leiden tot verkeerde houdingen en daardoor tot pijn. Door gerichte training, onder andere met neuromusculaire oefeningen, kan de stabiliteit van de wervelkolom worden verbeterd en de spieren versterkt. [s35] Deze oefeningen kunnen op verschillende moeilijkheidsniveaus worden uitgevoerd om aan de individuele behoeften te voldoen en overbelasting te voorkomen. Begonnen met eenvoudige oefeningen liggend, kan de intensiteit geleidelijk worden verhoogd tot complexere oefeningen staand. Zo worden de spieren optimaal getraind en wordt de controle over de lichaamshouding verbeterd. De zogenaamde "neutrale wervelkolomhouding" – een houding die de wervelkolom in zijn natuurlijke S-vorm houdt – speelt hierbij een centrale rol. Een verbeterde controle over deze houding kan helpen om verkeerde belasting te voorkomen en de pijn te verminderen. [s35] Naast het versterken van de spieren is de training van de lichaamsbewustheid een ander belangrijk onderdeel van het houdingstraining. Veel mensen zijn zich niet bewust van hun houding in het dagelijks leven en nemen verkeerde houdingen vaak pas waar wanneer er al pijn optreedt. Door gerichte oefeningen en een verhoogde aandacht voor het eigen lichaam kan de waarneming van de lichaamshouding worden verbeterd. Dit maakt het mogelijk om verkeerde houdingen in het dagelijks leven vroegtijdig te herkennen en te corrigeren. Zo kunnen bijvoorbeeld lange zittijden aan het bureau positief worden beïnvloed door regelmatige bewegingsonderbrekingen en een ergonomische inrichting van de werkplek. Ook bij het staan is het belangrijk om op een rechte houding te letten en het gewicht gelijkmatig over beide benen te verdelen. Een ander aspect dat in de houdingstraining wordt meegenomen, is de ademhaling. Een correcte ademhaling ondersteunt de stabiliteit van de wervelkolom en kan helpen om spanningen te verlichten. [s35] Diepe buikademhaling, waarbij de buik bij het inademen omhoog komt en bij het uitademen omlaag gaat, kan de romp-spiergroep activeren en de wervelkolom ontlasten. Ademhalingsoefeningen kunnen in het dagelijks leven worden geïntegreerd, bijvoorbeeld door korte adempauzes tijdens het werk of tijdens het wandelen. Het regelmatig uitvoeren van oefeningen voor houdingstraining kan leiden tot een significante vermindering van rugpijn en de bewegingscontrole, vooral in het gebied van de lendenwirbelsaeule, verbeteren. [s35] Het is belangrijk om de oefeningen aan te passen aan de individuele behoeften en ze regelmatig uit te voeren. Een combinatie van krachttraining, training van de lichaamsbewustheid en ademtechnieken kan een duurzaam positief effect hebben op de houding en het algemene welzijn. Wanneer de oefeningen consequent worden uitgevoerd, kunnen betrokkenen een betere controle over hun lendenwervelkolom krijgen en pijn verminderen. [s35] Door de verbeterde lichaamshouding en de versterkte spieren wordt de rug weerbaarder tegen belasting en kan het risico op toekomstige rugpijn worden geminimaliseerd.

Effectiviteit van Rugpijninterventies

Vergelijking van Trainingsmethoden

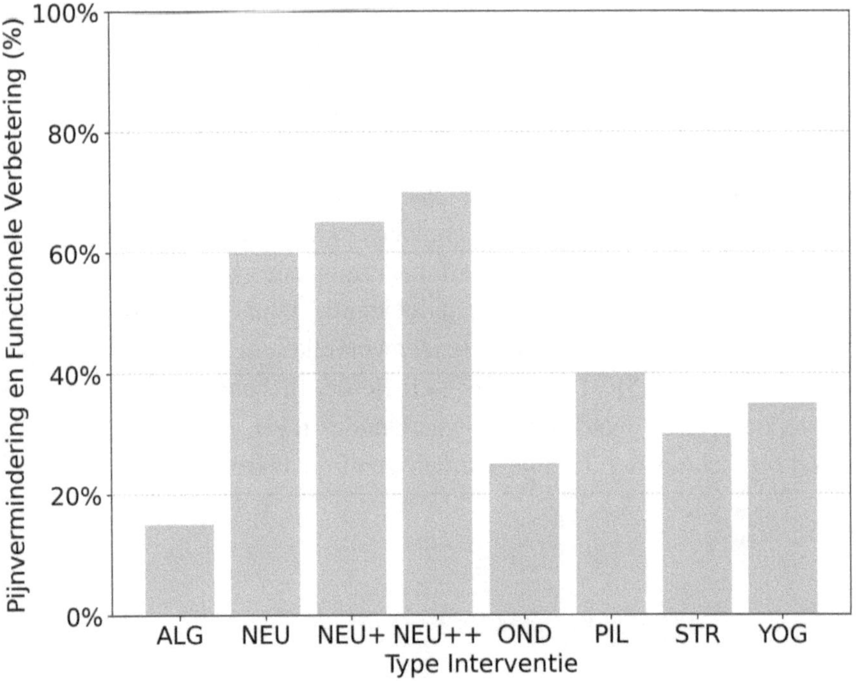

ALG: Algemene Oefeningen

NEU: Neuromusculaire Training

OND: Onderwijs

PIL: Pilates

STR: Krachttraining

YOG: Yoga

De gegevens suggereren dat neuromusculaire training en gecombineerde benaderingen (neuromusculair + andere) de meest significante verbeteringen opleveren in pijnvermindering en functionele capaciteit. Hoewel andere methoden zoals educatie en algemene oefeningen enig voordeel laten zien, is hun impact minder uitgesproken. Dit benadrukt het belang van gerichte training voor effectief rugpijnmanagement.

Ergonomische werkplekinrichting

Een ergonomische werkplekinrichting draagt aanzienlijk bij aan de preventie en verlichting van rugpijn. Het is gericht op het zo min mogelijk belasten van het lichaam tijdens het werk, om zo de ontwikkeling van klachten te minimaliseren. Een centraal aspect is de aanpassing van de werkplek aan de individuele lichaamsafmetingen. De hoogte van het bureau en de stoel moet zo worden gekozen dat de voeten plat op de grond staan en de bovenbenen horizontaal ten opzichte van de grond lopen. De bureauhoogte moet zo worden ingesteld dat de onderarmen horizontaal liggen tijdens het typen en de ellebogen in een hoek van 90 graden zijn gebogen. Een te laag bureau leidt vaak tot een voorovergebogen houding, wat de rugspieren overbelast. Een te hoog bureau kan daarentegen leiden tot spanningen in de schouder- en nekregio. De juiste positionering van de monitor is ook belangrijk. Het scherm moet zo worden geplaatst dat de blik licht naar beneden gericht is en de bovenrand van het scherm zich ongeveer op ooghoogte bevindt. Dit ontlast de nekspieren en voorkomt hoofdpijn. [s36] Ook het gebruik van ergonomische hulpmiddelen zoals een verticale muis of een gesplitste toetsenbord kan de belasting van de polsen verminderen en zo het risico op een carpale tunnel syndroom minimaliseren. [s37] Door de aanpassing van de werkplek en de integratie van ergonomische principes kunnen klachten effectief worden voorkomen en de werkprestaties worden verbeterd. Regelmatige pauzes en korte bewegingseenheden, zoals rek- en strekoefeningen of een korte wandeling, aanvullen de ergonomische werkplekinrichting en bevorderen de doorbloeding en de stofwisseling van de spieren. Een dynamische zithouding, waarbij de zithouding regelmatig wordt veranderd, ontlast ook de wervelkolom en voorkomt spanningen. Zo kan bijvoorbeeld een gymnastiekbal tijdelijk als alternatief voor de bureaustoel worden gebruikt om de rompspieren te activeren en de balans te trainen.

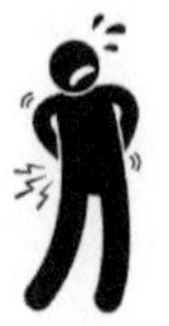

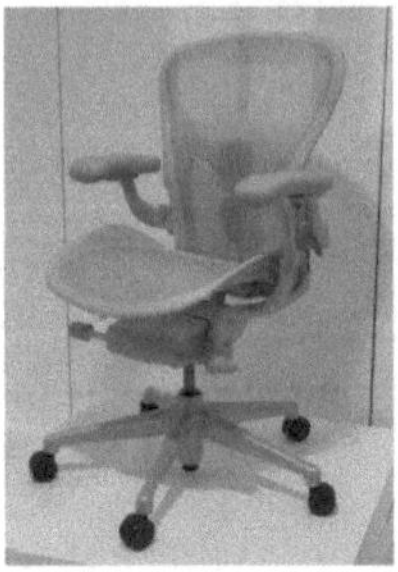

Ergonomische bureaustoel [i5]

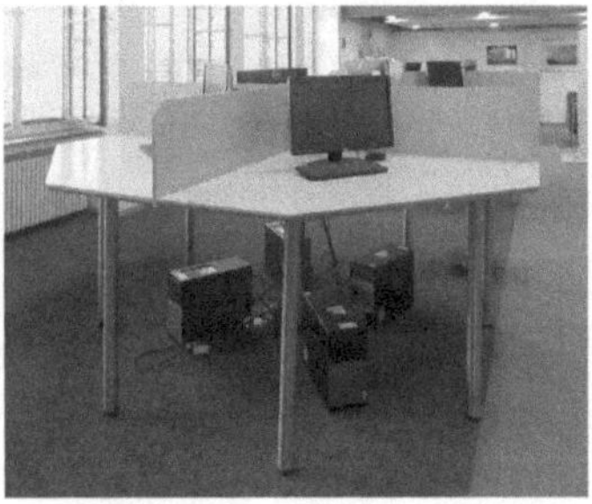

Ergonomisch bureau [i6]

Goed om te weten

Carpaal tunnel syndroom

Het carpaal tunnel syndroom is een aandoening van de pols die wordt veroorzaakt door druk op de medianuszenuw en kan leiden tot pijn en gevoelloosheid in de hand en vingers. Een ergonomische werkplekinrichting kan helpen het risico op een carpaal tunnel syndroom te verminderen.

Gymnastiekbal

Door dynamisch te zitten op een gymnastiekbal wordt de rompspieren versterkt, wat de stabiliteit van de wervelkolom verbetert en rugpijn kan voorkomen.

Ergonomische factoren die bijdragen aan rugpijn

Verdeling van ergonomische risicofactoren voor rugpijn.

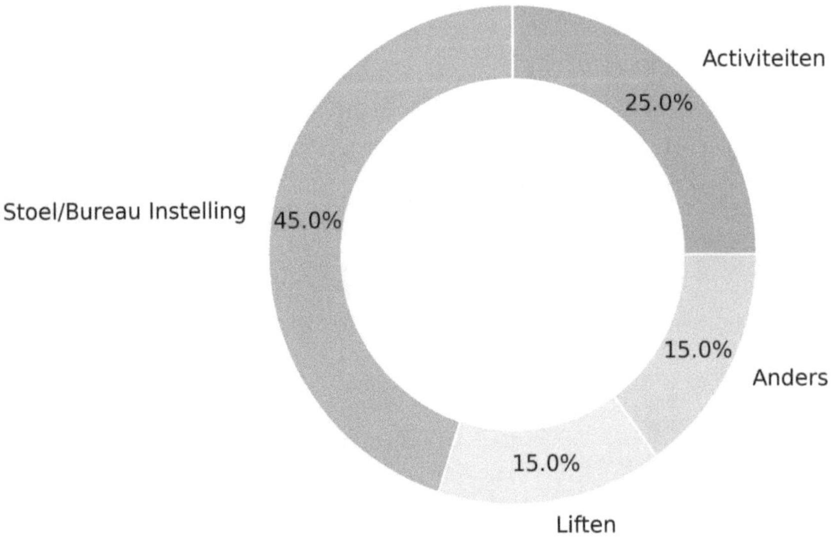

ACT: Activiteiten

AND: Anders

LIF: Liften

STO: Stoel/Bureau Instelling

De grafiek laat zien dat de stoel/bureau-opstelling de belangrijkste oorzaak is van rugpijn, wat het belang van een goede werkplekergonomie benadrukt. Hoewel lichaamsbeweging en tiltechniek een rol spelen, kan het aanpakken van het primaire probleem van de werkplekinstelling het risico op rugpijn aanzienlijk verminderen. Het prioriteren van stoelaanpassingen, bureauhoogte en monitorplaatsing kan leiden tot aanzienlijke verbeteringen in de algehele gezondheid van de rug.

Bewegingsverlopen in het dagelijks leven

Alledaagse bewegingsverlopen bieden, door de meestal onbewuste uitvoering, optimalisatiepotentieel met betrekking tot blessurepreventie en efficiëntieverbetering. [s38] De correcte uitlijning van het lichaam, in het bijzonder de juiste gewrichtshoeken, beïnvloedt de kwaliteit van de uitvoering van bewegingen aanzienlijk en voorkomt pijn en bewegingsbeperkingen. [s38] Wanneer bijvoorbeeld bij het tillen van een zwaar voorwerp de knieën niet gebogen zijn en de rug recht wordt gehouden, resulteert dit in een sterke belasting van de lendenwirbelsaeule. Buig in plaats daarvan de knieën, houd de rug recht en span de buikspieren aan om de last gelijkmatig te verdelen en de rug te beschermen. De integratie van de kernspieren speelt een cruciale rol bij de krachtsoverdracht tussen boven- en onderlichaam. [s39] Een sterke rompspiergroep stabiliseert de wervelkolom tijdens alledaagse bewegingen zoals lopen, bukken of tillen. [s39] Gerichte oefeningen die zowel de lokale stabilisatie als de globale mobilisatie van de spieren bevorderen, verbeteren de kernstabiliteit. [s39] Een progressieve training, beginnend met eenvoudige oefeningen voor het aansteken van de lokale spieren, leidt uiteindelijk tot dynamische, alledaagse bewegingsverlopen. [s39] Door het begrijpen en toepassen van deze principes kunnen alledaagse bewegingen efficiënter en zachter worden uitgevoerd. Specialisten bieden gerichte oefeningen aan ter verbetering van flexibiliteit en bewegingsbereik, wat pijn en musculoskeletale problemen kan voorkomen. [s38] Een groter bewegingsbereik in gewrichten zoals heupen en schouders vergemakkelijkt alledaagse bewegingen zoals het aantrekken van schoenen of het grijpen naar voorwerpen op hogere planken.

Belasting wervelkolom tijdens dagelijkse activiteiten

Vergelijking van de belasting van de wervelkolom tijdens verschillende dagelijkse activiteiten.

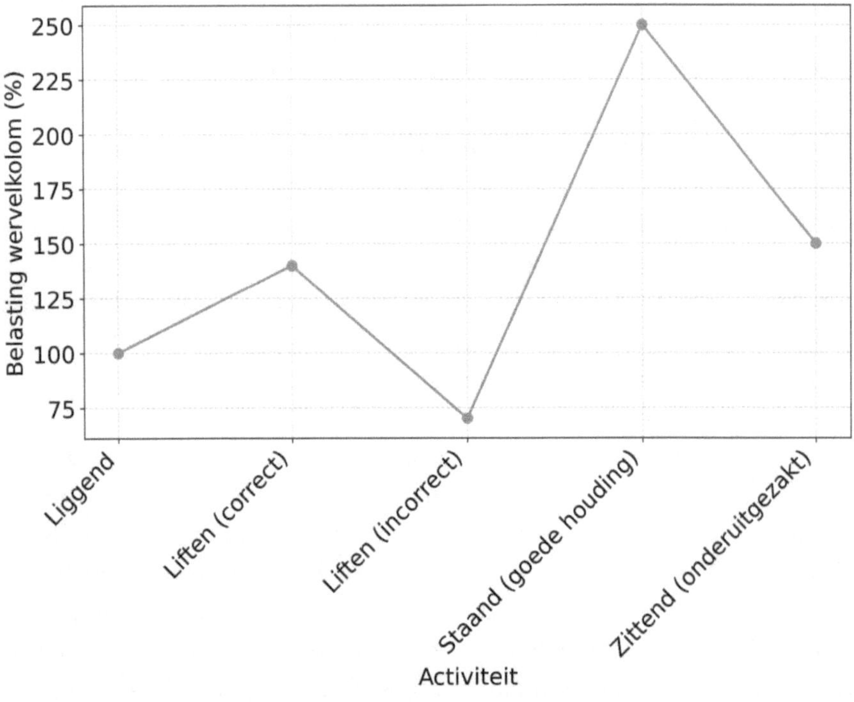

Deze grafiek laat de aanzienlijke variatie in belasting van de wervelkolom zien tijdens verschillende dagelijkse activiteiten. Zitten in een onderuitgezakte houding belast de wervelkolom aanzienlijk meer dan staan met een goede houding. Terwijl het onjuist tillen van een zwaar voorwerp de belasting van de wervelkolom drastisch verhoogt, vermindert het gebruik van de juiste tiltechnieken de belasting aanzienlijk. Dit benadrukt het belang van het behouden van een goede houding en het toepassen van de juiste lichaamsmechanica tijdens dagelijkse activiteiten om het risico op rugpijn te minimaliseren.

Concrete adviezen

- Verbind dagelijkse routes met korte bewegingssequenties, zoals traplopen in plaats van de lift nemen.
- Maak gebruik van wachttijden om uw lichaamsbewustzijn te trainen door bewust uw voetpositie te veranderen en de gewichtsverplaatsing te voelen.
- Integreer "micro-bewegingen" in uw dagelijks leven, zoals het verplaatsen van uw gewicht van het ene naar het andere been terwijl u staand telefoneert.
- Experimenteer met verschillende ondergronden tijdens het blootsvoets lopen om uw voetspieren en daarmee uw lichaamshouding te versterken.
- Balanceren tijdens het lopen op oneffen oppervlakken, zoals in het bos of park, om uw diepere spieren te trainen.
- Draag tijdens het winkelen uw boodschappentas afwisselend in uw rechter- en linkerhand om een gelijkmatige belasting te waarborgen.
- Ga tijdens het tv-kijken of lezen op de grond zitten en varieer uw zithouding om uw flexibiliteit te bevorderen.
- Gebruik de rugleuning van uw stoel alleen voor tijdelijke ontlasting en let verder op een actieve, rechte zithouding.
- Ga tijdens het koken of strijken op een klein verhoging staan om de belasting van uw beenspieren te variëren.
- Adem bewust uit bij het tillen van zware voorwerpen om uw rompspieren te activeren en uw rug te beschermen.
- Verken uw omgeving door bewust te lopen met verschillende staplengtes en snelheden.
- Verander uw gebruikelijke bewegingsrichting door bijvoorbeeld achteruit te lopen of zijwaarts te bewegen.
- Speel met uw kinderen bewegingsspellen die uw coördinatie en balans bevorderen.

2. 2 Lichamelijke Versterking

Rugpijn beïnvloedt de levenskwaliteit en beperkt de bewegingsvrijheid. Lichamelijke versterking is een centraal onderdeel van de preventie en behandeling van lumbale rugklachten en lage rugpijn. Het beïnvloedt spierkracht, flexibiliteit en lichaamshouding – cruciale factoren voor een gezonde rug. Verschillende trainingsaanpakken en de juiste uitvoering van de oefeningen spelen daarbij een belangrijke rol. Naast de keuze van de methode is de langdurige integratie in het dagelijks leven essentieel voor het succes. Motivatie, realistische doelstellingen en individuele aanpassing van het trainingsschema zijn daarom net zo belangrijk als de oefeningen zelf. Lees verder en ontdek hoe u door gerichte lichamelijke versterking uw ruggezondheid kunt verbeteren en pijn kunt voorkomen.

De sleutel tot een succesvolle training tegen rugpijn ligt in de individuele aanpassing en de langdurige motivatie door realistische doelen en continue uitvoering.

Rugvriendelijke workouts

Rugvriendelijke workouts zijn gericht op het versterken van de rugspieren, het verbeteren van de flexibiliteit en het verminderen van pijn. Verschillende benaderingen zoals motorische controle-oefeningen, Pilates, weerstandstraining, traditionele Chinese oefeningen en yoga tonen positieve effecten op pijn en functionele beperkingen, waarbij het bewijs varieert van laag tot gematigd [s40]. Ook methoden zoals de McKenzie-methode of de Globale Posturale Rehabilitatie (GPR) kunnen, volgens studies, pijn verlichten en de levenskwaliteit verbeteren [s41]. Er is geen eenduidig superieure methode. Het hangt eerder af van de individuele situatie en persoonlijke voorkeuren. Wie bijvoorbeeld lijdt aan chronische rugpijn en zijn houding wil verbeteren, kan profiteren van Pilates, omdat deze methode de versterking van de rompspieren en de controle over de houding benadrukt [s41]. Een cruciale factor voor het succes is de adhesie, oftewel de regelmatige uitvoering van de oefeningen. Begeleide training, of het nu in een groep of met een therapeut is, is effectiever dan onbegeleide training om de trainingsfrequentie te verhogen [s42]. De combinatie van begeleide sessies en een thuistrainingsprogramma kan de totale activiteit verder verhogen [s42]. Om de motivatie te behouden en de oefeningen correct uit te voeren, kunnen ondersteunende materialen zoals video's nuttig zijn [s42]. Belangrijk is ook de individualisering van het trainingsplan. Een te lang of ongepast programma kan de motivatie verminderen.

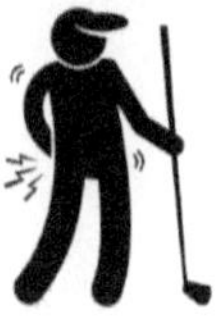

De duur en de aard van de oefeningen moeten worden aangepast aan de individuele behoeften en mogelijkheden [s43]. Een multidisciplinair team, bestaande uit artsen, fysiotherapeuten en eventueel psychologen, kan helpen bij het opstellen van een individueel trainingsplan en de adhesie verhogen [s43]. De actieve betrokkenheid van de patiënt bij de planning en de realistische doelstelling dragen ook bij aan de langdurige motivatie [s43].

Goed om te weten

Adhesie

Adhesie beschrijft hoe consistent een trainingsprogramma wordt uitgevoerd. Een hoge adhesie is belangrijk voor het succes van de therapie.

Globale Posturale Rehabilitatie (GPR)

De Globale Posturale Rehabilitatie (GPR) richt zich op het corrigeren van houdingsfouten en musculaire disbalansen om rugpijn te behandelen en de houding te verbeteren.

Motorische controle-oefeningen

Motorische controle-oefeningen verbeteren de coördinatie en de samenwerking van de spieren, wat de stabiliteit van de wervelkolom bevordert en rugpijn kan voorkomen.

Effectiviteit van Rugoefeningen

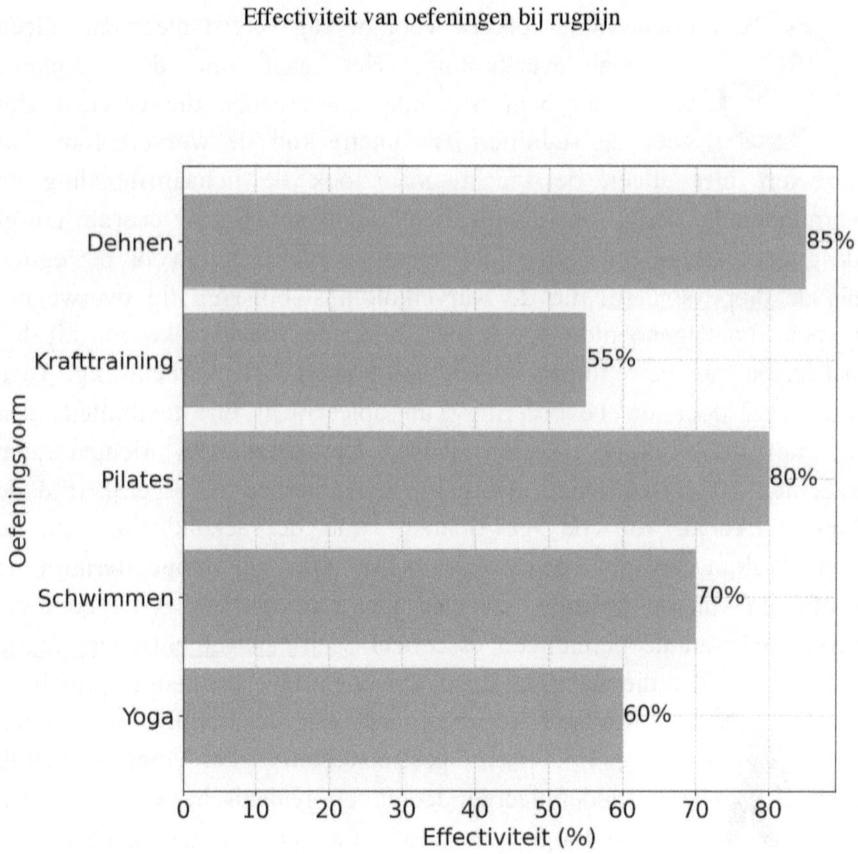

DEH: Rekken

KTR: Krachttraining

PIL: Pilates

SCH: Zwemmen

YOG: Yoga

Yoga en Pilates laten de hoogste effectiviteit zien bij het verlichten van rugpijn, gevolgd door krachttraining. Rekken en zwemmen zijn ook nuttig, maar minder effectief in vergelijking met de top 3. De gegevens suggereren dat gerichte oefeningen zoals yoga en pilates bijzonder gunstig zijn voor de ruggezondheid.

Gerichte spieropbouw

Gerichte spieropbouw voor de rug vereist meer dan alleen algemene versterking. Het gaat om de selectieve versterking van bepaalde spiergroepen die cruciaal zijn voor de stabiliteit en functie van de wervelkolom. Dit verbetert niet alleen de kracht, maar ook de lichaamshouding en vermindert het risico op rugpijn. Een trainingsplan moet daarom zowel de oppervlakkige rugspieren, die verantwoordelijk zijn voor beweging, als de diepe spieren, die de wervelkolom stabiliseren, in overweging nemen. Laatstgenoemde speelt een bijzonder belangrijke rol bij het beheersen van bewegingen en het voorkomen van overbelasting. Yoga kan hier, door de bevordering van spierkracht en flexibiliteit, een waardevolle bijdrage leveren [s44]. De oefeningen richten zich specifiek op verschillende spiergroepen en verbeteren tegelijkertijd de beweeglijkheid van de gewrichten, wat de gezondheid van de wervelkolom positief beïnvloedt [s44]. Om op lange termijn te profiteren van de positieve effecten van spieropbouw, is de continue uitvoering van de oefeningen essentieel. Zelfmanagementprogramma's, die gebaseerd zijn op cognitieve en gedragsprincipes, kunnen de regelmaat van de training bevorderen [s45]. Een gestructureerd plan met duidelijk gedefinieerde doelen en realistische verwachtingen verhoogt de motivatie en vergemakkelijkt de integratie van de training in het dagelijks leven. Te vergelijken met een individueel aangepast voedingsplan, dat langdurige eetgewoonten verandert, leidt een persoonlijk trainingsplan tot blijvende gedragsveranderingen met betrekking tot lichamelijke activiteit. Eenvoudige educatieve en gedragsstrategieën, zoals het bijhouden van een trainingsdagboek of het zoeken naar trainingspartners, kunnen de uitvoering van het trainingsplan verder ondersteunen [s45].

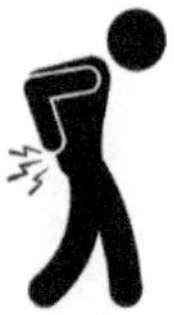

Goed om te weten

Diepe spieren

De diepe rugspieren stabiliseren de wervelkolom. Gerichte training van deze spieren verbetert de stabiliteit en beschermt tegen blessures.

Oppervlakkige rugspieren

De oppervlakkige rugspieren zijn verantwoordelijk voor bewegingen van de rug. Versterking van deze spieren kan de bewegingscontrole verbeteren en rugpijn voorkomen.

Yoga

Yoga-oefeningen kunnen de rugspieren versterken en de flexibiliteit verbeteren, wat kan bijdragen aan een betere houding en pijnverlichting.

Zelfmanagementprogramma's

Zelfmanagementprogramma's, die gebaseerd zijn op cognitieve en gedragsprincipes, kunnen mensen helpen hun trainingsdoelen te bereiken en rugpijn te beheersen door de zelfeffectiviteit en motivatie te verhogen.

Spieropbouw voor Rugpijn

Trainingsintensiteit en -duur versus effectiviteit in het verminderen van rugpijn.

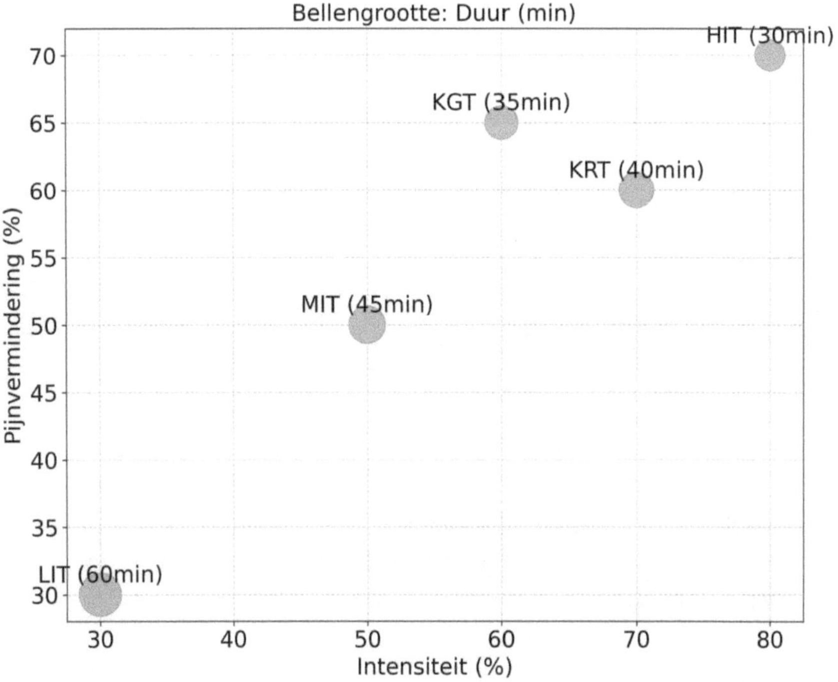

Blasengröße: Duur (min)

HIT: Hoge Intensiteitstraining

KGT: Kracht Training

KRT: Kringtraining

LIT: Lage Intensiteitstraining

MIT: Matige Intensiteitstraining

Training met een hogere intensiteit, zelfs voor kortere duur, lijkt effectiever te zijn in het verminderen van rugpijn dan langere sessies met lage intensiteit. Training met matige intensiteit toont een balans tussen tijdsinvestering en effectiviteit. Focussen op correcte vorm en progressieve overbelasting is cruciaal, ongeacht de intensiteit.

Rekoefeningen

Rekoefeningen dienen niet alleen ter verhoging van de flexibiliteit, maar ook ter verlichting van rugpijn, met name in de schouders, het midden en de onderrug [s46]. Ze bevorderen de beweeglijkheid en versterken de spieren, wat houdingongelijkheden tegengaat [s46]. In het kader van een uitgebreid oefenprogramma kunnen rekoefeningen al in de eerste week worden geïntegreerd, voordat in de daaropvolgende weken de focus ligt op het corrigeren van verkeerde houdingen [s46]. Naast de fysieke voordelen spelen rekoefeningen ook een belangrijke rol in de cognitieve gedragstherapie bij rugpijn. Ze geven patiënten het vertrouwen in beweging en bevorderen de acceptatie van de rug als veerkrachtig [s47]. Een ondersteunende omgeving bij het uitvoeren van de oefeningen benadrukt deze boodschap en moedigt aan tot normale activiteiten [s47]. De oefeningen zelf worden individueel aangepast om de beweeglijkheid en het gebruik van de rug zo goed mogelijk te ondersteunen [s47]. Hoewel de specifieke aard van de rekoefeningen geen significante invloed heeft op de naleving van het gehele trainingsprogramma [s48], is hun integratie in een uitgebreid programma ter bevordering van lichamelijke activiteit en pijnverlichting zinvol [s48]. Net als bij de "Gegradeerde Activiteit", een gedragsstrategie voor geleidelijke verhoging van de belasting en het overwinnen van bewegingsbeperkingen [s49], worden ook de rekoefeningen aangepast aan de individuele behoeften en het specifieke pijngevoel. Een patiënt met pijn in de onderrug kan beginnen met zachte rekoefeningen van de achterkant van de benen en geleidelijk de intensiteit en het bewegingsbereik verhogen om de beweeglijkheid in de onderrug te verbeteren. Deze aanpak bevordert het vertrouwen van de patiënt in zijn eigen veerkracht en vermindert angsten voor beweging [s49].

Goed om te weten

Cognitieve Gedragstherapie

De cognitieve gedragstherapie kan helpen bij rugpijn door negatieve denkpatronen en gedragingen die de pijn verergeren, te identificeren en te veranderen. Het bevordert de zelfeffectiviteit en actieve pijnbeheersing.

Flexibiliteit

Flexibiliteit speelt een cruciale rol bij het voorkomen van rugpijn, omdat het de gewrichten en spieren soepel houdt en zo het risico op blessures minimaliseert.

Gegradeerde Activiteit

Gegradeerde Activiteit is een methode waarbij de lichamelijke activiteit geleidelijk wordt verhoogd om de belastbaarheid te verbeteren en pijn te verminderen. Het helpt om de angst voor beweging te overwinnen en het zelfvertrouwen in het eigen lichaam te versterken.

Houdingongelijkheden

Houdingongelijkheden kunnen leiden tot een ongelijkmatige belasting van de wervelkolom en de omliggende spieren, wat rugpijn kan veroorzaken. Gerichte training helpt deze ongelijkheden te compenseren.

Focusgebieden voor Rekoefeningen tegen Rugpijn

Verdeling van de aanbevolen soorten rekoefeningen voor rugpijnverlichting.

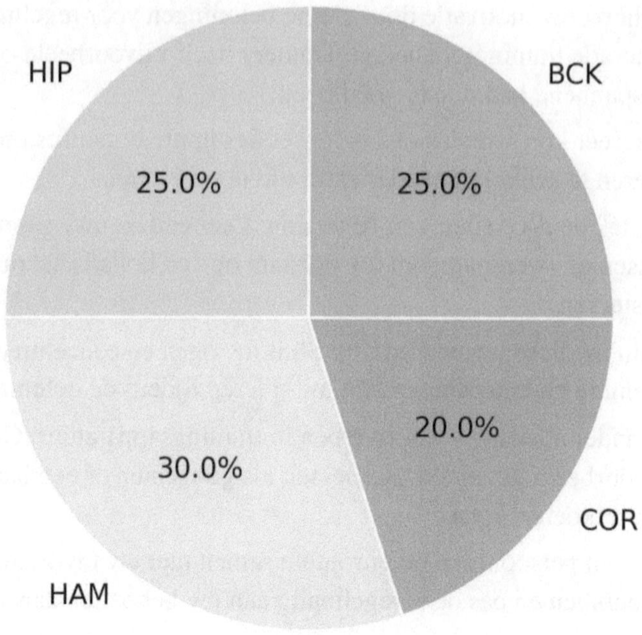

BCK: Rugstrekkers

COR: Rompversterking

HAM: Hamstrings

HIP: Heupbuigers

De grafiek benadrukt het belang van een evenwichtige benadering van rekken voor rugpijn. Hoewel de flexibiliteit van de hamstrings cruciaal is, is het aanpakken van heupbuigers, rugstrekkers en rompspieren even belangrijk voor de algehele gezondheid van de rug en pijnvermindering. Deze verdeling benadrukt een holistische aanpak in plaats van zich uitsluitend op één gebied te concentreren.

Concrete adviezen

- Koppel uw favoriete muziek aan een kort, dynamisch oefenprogramma en train zo speels uw spieren.
- Maak gebruik van de kracht van de natuur: Voer uw oefeningen buiten uit om tegelijkertijd uw zintuigen te verfrissen en nieuwe energie op te doen.
- Verhoog uw motivatie door kleine beloningen voor regelmatig voltooide trainingseenheden. Trakteer uzelf bijvoorbeeld op een ontspannend bad of een goed boek.
- Integreer korte, intensieve oefensessies in uw tv-pauzes om uw spieren te activeren zonder extra tijd te investeren.
- Ontdek de diversiteit van beweging: Leer een nieuwe sport, zoals dansen of zwemmen, om uw lichaam op een holistische manier te versterken.
- Train uw lichaamsbewustzijn: Sluit uw ogen en concentreer u op de spanning en ontspanning van uw spieren tijdens de oefeningen.
- Verander alledaagse voorwerpen in trainingsapparatuur: Gebruik bijvoorbeeld gevulde waterflessen als gewichten of een handdoek voor rekoefeningen.
- Stel een persoonlijke oefenroutine samen met uw favoriete oefeningen en pas deze regelmatig aan uw behoeften aan.
- Motiveer elkaar: Train samen met vrienden of familieleden om het plezier te vergroten en elkaar te ondersteunen.
- Ontdek de voordelen van functionele training: Integreer oefeningen die de bewegingen van het dagelijks leven simuleren in uw trainingsprogramma.

2. 3 Gezonde Levensstijl

Rugpijn heeft een aanzienlijke impact op de levenskwaliteit. Een gezonde levensstijl speelt een cruciale rol bij de preventie en verlichting. Overgewicht, een onevenwichtige voeding en gebrek aan beweging belasten de wervelkolom en bevorderen ontstekingen. Tegelijkertijd beïnvloedt onze slaap het herstel en daarmee het vermogen van het lichaam om met pijn om te gaan. Dit gedeelte belicht de relatie tussen levensstijl factoren zoals voeding, beweging en slaap en het optreden van rugpijn. Ontdek hoe u door gerichte aanpassingen actief uw ruggezondheid kunt bevorderen en pijn kunt voorkomen.

> *Een gezonde levensstijl met een evenwichtige voeding, regelmatige beweging en voldoende slaap is essentieel voor de ruggezondheid en kan rugpijn voorkomen.*

Voedingsaspecten

Voeding beïnvloedt onze gezondheid en ons welzijn, ook in de context van rugpijn. Een ongezonde voeding, zoals die vaak voorkomt in stedelijke gebieden met frequent gebruik van fastfood en bewerkte voedingsmiddelen, kan leiden tot overgewicht en hart- en vaatziekten [s50]. Overgewicht belast op zijn beurt de wervelkolom extra en kan rugpijn verergeren. Een hoge Body-Mass-Index (BMI) kan een indicator zijn voor een ongezonde levensstijl [s50]. Om dit tegen te gaan, moet men letten op een voedingspatroon dat rijk is aan voedingsstoffen en arm aan vetten, en dat rijk is aan vitamines en vezels [s51]. Verse groenten en fruit, volkorenproducten, mager vlees, vis, gevogelte en magere zuivelproducten zouden de basis van de voeding moeten vormen [s51] [s52]. Zoals een recente studie aantoont, kunnen al kleine aanpassingen, zoals een verhoogde consumptie van vis of bladgroenten, positieve effecten op de gezondheid hebben [s52]. Ontstekingen in het lichaam kunnen ook rugpijn bevorderen [s53]. Een gezonde voeding kan helpen deze ontstekingen te verminderen [s53]. De mediterrane voedingswijze met veel verse groenten, fruit, volkorenproducten en gezonde vetten heeft een positieve invloed op de gezondheid en kan zelfs het risico op een plotselinge hartdood verlagen [s52]. Evenzo werkt de DASH-dieet, die zich richt op een natriumarm dieet en de bloeddruk verlaagt, waardoor het risico op type 2 diabetes en hartziekten wordt verminderd [s52]. Een combinatie van beide, de MIND-dieet, richt zich specifiek op de cognitieve gezondheid [s52]. Naast voeding is regelmatige lichaamsbeweging belangrijk. Al 150 minuten per week bevorderen de algemene gezondheid en hebben een positieve invloed op de hersenfunctie [s51]. Beweging verbetert ook de flexibiliteit, spierkracht en uithoudingsvermogen, wat ook kan bijdragen aan pijnverlichting [s53]. Hoewel het onderzoek naar voeding en chronische pijn nog verdere studie vereist, wijzen eerste resultaten erop dat een verandering in dieet – of het nu gaat om een gewijzigde totale voeding of de gerichte opname van bepaalde voedingsstoffen – de pijnintensiteit kan verminderen [s54]. Zo toonden bepaalde vetzuren in preklinische studies een verbetering bij inflammatoire pijn [s54].

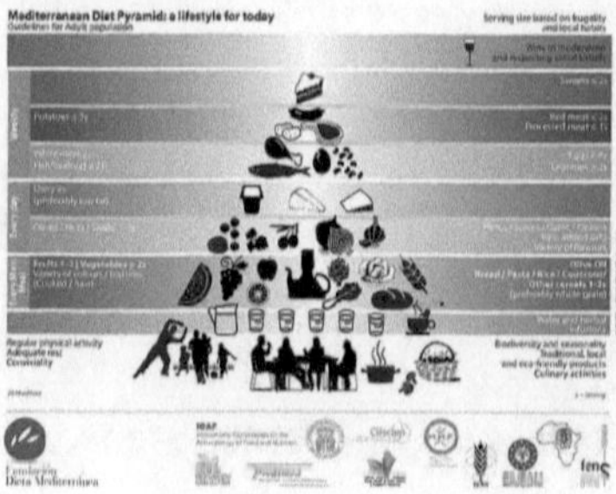

Mediterraan dieet [i7]

Goed om te weten

DASH-dieet

Het DASH-dieet (Dietary Approaches to Stop Hypertension) is ontwikkeld om hoge bloeddruk te verlagen. Het is rijk aan fruit, groenten, volkorenproducten en magere zuivelproducten en arm aan natrium, verzadigde vetzuren en suiker. Een gezonde bloeddruk kan indirect bijdragen aan het verminderen van rugpijn door de belasting van het hart- en vaatstelsel te verlagen.

Mediterrane voedingswijze

Deze voedingsvorm kenmerkt zich door een hoog aandeel van fruit, groenten, peulvruchten, volkorenproducten, noten, olijfolie en vis. Het is rijk aan antioxidanten en ontstekingsremmende voedingsstoffen die kunnen bijdragen aan het verlichten van rugpijn en het bevorderen van de algemene gezondheid.

MIND-dieet

Het MIND-dieet (Mediterranean-DASH Intervention for Neurodegenerative Delay) combineert elementen van de mediterrane en DASH-dieet. Het richt zich op voedingsmiddelen die de cognitieve gezondheid bevorderen. Indirect kan een verbeterde cognitieve functie helpen om beter om te gaan met chronische pijn zoals rugpijn.

Belangrijke Voedingsstoffen voor Ruggezondheid

Verdeling van de voedingsinname voor de gezondheid van de rug.

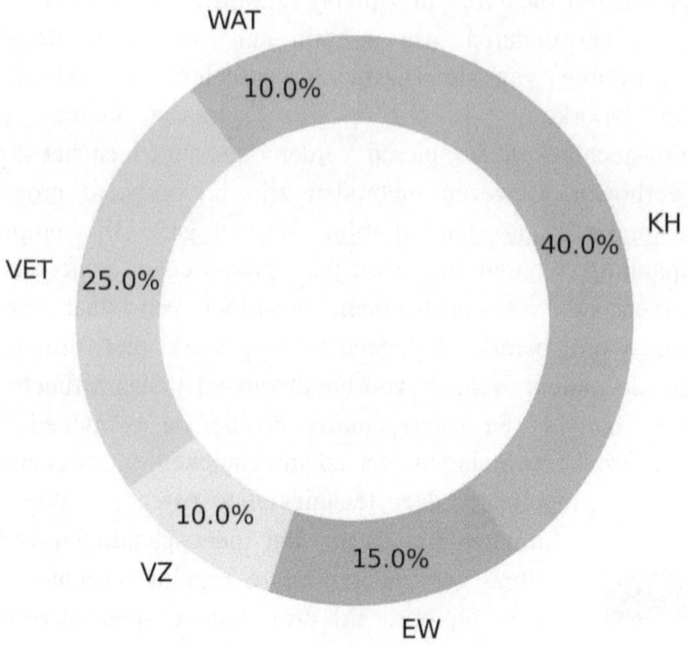

EW: Gezonde Vetten (15%)
KH: Complexe Koolhydraten (40%)
VET: Eiwitten (25%)
VZ: Vezels (10%)
WAT: Hydratatie (10%)

Deze grafiek benadrukt het belang van een evenwichtige voedingsinname voor het ondersteunen van de ruggezondheid. Hoewel eiwitten cruciaal zijn voor spierherstel en -groei, leveren complexe koolhydraten aanhoudende energie en dragen gezonde vetten bij aan de celfunctie en verminderen ze ontstekingen. Voldoende vezelinname ondersteunt de spijsvertering, wat indirect de gezondheid van de rug beïnvloedt door spanning door constipatie te voorkomen. Voldoende hydratatie wordt vertegenwoordigd door het aanzienlijke deel dat de vitale rol ervan in het transport van voedingsstoffen, de hydratatie van de tussenwervelschijven en de algehele lichaamsfunctie onderstreept, die allemaal cruciaal zijn voor een gezonde rug.

Ontspanningstechnieken

Ontspanningstechnieken bieden diverse mogelijkheden om de spieren die relevant zijn bij rugpijn te ontspannen en stress te verminderen, wat de pijn kan verergeren. Regelmatige training van de rugspieren verbetert de ondersteunende functie en voorkomt zo pijn [s55]. Daarnaast kunnen gerichte ontspanningstechnieken de spieren verder ontspannen en het algemene welzijn verhogen. Bewezen methoden zijn bijvoorbeeld progressieve spierontspanning, autogene training en yoga. Bij progressieve spierontspanning worden afzonderlijke spiergroepen achtereenvolgens aangespannen en weer ontspannen, waardoor een staat van diepe ontspanning wordt bereikt. Autogene training werkt met formuleachtige zinnen die de patiënt zichzelf voorhoudt om zo lichaamsfuncties zoals ademhaling, hartslag en spierspanning positief te beïnvloeden. Yoga combineert fysieke oefeningen met ademtechnieken en meditatie. Door regelmatig deze technieken te oefenen – ongeveer 15 minuten per dag – kan men spanningen verlichten, stress verminderen en zo rugpijn verlichten. Zo kan men bijvoorbeeld progressieve spierontspanning in het dagelijks leven integreren door zittend of liggend – bijvoorbeeld 's avonds voor het slapengaan – bewust afzonderlijke spiergroepen, zoals de schouders of de nek, enkele seconden aan te spannen en vervolgens weer te ontspannen.

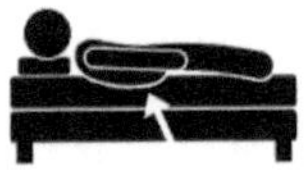

Goed om te weten

Autogene training

Autogene training is een methode van zelfbeïnvloeding waarbij door formuleachtige zinnen rust en ontspanning in het lichaam worden gecreëerd. Het beïnvloedt het autonome zenuwstelsel en kan zo helpen om spierspanning in de rug op te lossen en pijn te verminderen.

Ontspanningstechnieken

Ontspanningstechnieken zoals meditatie, ademhalingsoefeningen of autogene training kunnen helpen om stress te verminderen en de spieren te ontspannen, wat op zijn beurt rugpijn kan verlichten. Ze bevorderen de doorbloeding en verminderen de afgifte van stresshormonen die pijn kunnen verergeren.

Progressieve spierontspanning

Bij progressieve spierontspanning worden achtereenvolgens verschillende spiergroepen aangespannen en weer ontspannen. Deze techniek helpt om het lichaam bewuster waar te nemen en spanningen op te lossen die kunnen bijdragen aan rugpijn. Door het aanspannen en ontspannen worden de spieren beter doorbloed en kan de beweeglijkheid verbeterd worden.

Effectiviteit van ontspanningstechnieken voor rugpijn

Vergelijking van pijnvermindering (schaal 0-10)

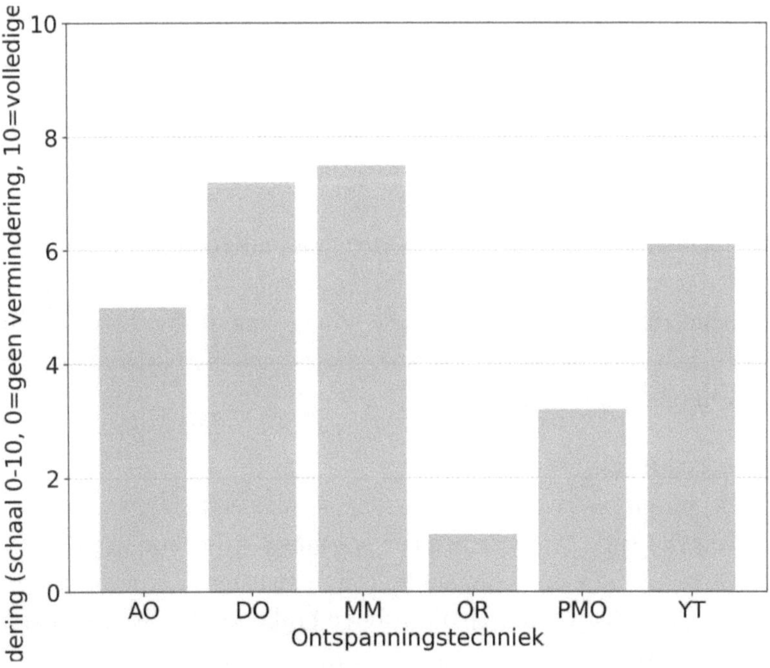

AO: Ademoefeningen | DO: Diepe Ontspanning

MM: Mindfulness Meditatie | OR: Onbeweeglijke Rust

PMO: Progressieve Muscle Ontspanning | YT: Yoga en Tai Chi

Progressieve Muscle Ontspanning en Mindfulness Meditatie laten de meest significante pijnvermindering zien, wat suggereert dat ze bijzonder effectief kunnen zijn voor het beheersen van rugpijn. Ademoefeningen bieden ook matige verlichting, terwijl basisstretching een kleinere impact laat zien. De minimale verandering die werd waargenomen met onbeweeglijke rust benadrukt het belang van actieve strategieën bij pijnbeheersing.

Slaapoptimalisatie

Slaap is essentieel voor de regeneratie van het lichaam en daarmee ook voor de ruggezondheid [s56]. Voldoende slaap - zeven tot negen uur per nacht [s57] – bevordert de lichamelijke herstel en vermindert ontstekingen die kunnen bijdragen aan rugpijn [s56]. Naast de slaapduur is de slaapkwaliteit cruciaal. Een constante slaapritme, dat wil zeggen elke avond op hetzelfde tijdstip naar bed gaan en 's ochtends opstaan, ook in het weekend, bevordert een herstellende slaap [s58] [s56]. Wie lijdt aan slaapproblemen zoals slapeloosheid of slaapapneu, moet medische hulp zoeken, omdat deze de slaapkwaliteit aanzienlijk kunnen verminderen [s56]. Verschillende maatregelen dragen bij aan slaapoptimalisatie. Regelmatige lichamelijke activiteit - waaronder wandelen, fietsen of zwemmen – verbetert de slaap, maar moet niet direct voor het slapengaan plaatsvinden [s58] [s56]. Nicotine en cafeïne hebben een stimulerend effect en moeten worden vermeden [s58] [s59]. Ook alcohol en zware maaltijden voor het slapengaan kunnen de slaapkwaliteit beïnvloeden [s58]. Ontspanningstechnieken zoals meditation of autogenes_training kunnen helpen om stress te verminderen en zo de slaap te verbeteren [s59]. Een andere belangrijke factor is de slaapomgeving: een donkere, rustige en koele slaapkamer draagt bij aan een herstellende slaap [s59]. Om de nachtrust te waarborgen, kan men bijvoorbeeld oordopjes gebruiken of verduisterende gordijnen ophangen.

Goed om te weten

Regeneratie

Regeneratie tijdens de slaap is belangrijk voor de reparatie van weefselschade in de rug en het herstel van de functionaliteit van de spieren.

Slaapapneu

Slaapapneu leidt tot ademhalingspauzes tijdens de slaap en daardoor tot zuurstoftekort, wat de regeneratieprocessen in het lichaam en daarmee ook in de rug beïnvloedt.

Slaapritme

Een constant slaapritme stabiliseert de hormoonhuishouding, die op zijn beurt invloed heeft op pijnperceptie en spierherstel.

Slaapkwaliteit vs. Rugpijnintensiteit

Correlatie tussen slaapkwaliteit en rugpijnintensiteit.

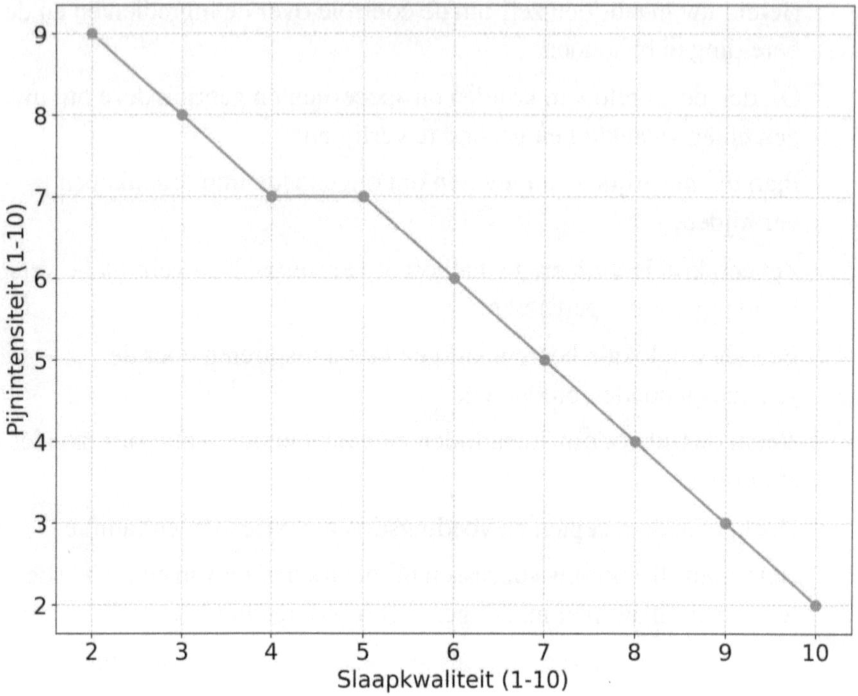

De gegevens suggereren een negatieve correlatie tussen slaapkwaliteit en rugpijnintensiteit. Personen die een hogere slaapkwaliteit rapporteren, hebben de neiging om minder intense rugpijn te ervaren. Dit benadrukt het potentiële belang van het aanpakken van slaapproblemen bij de behandeling van rugpijn.

Concrete adviezen

- Verhoog uw welzijn door elke dag een nieuw soort fruit of groente aan uw dieet toe te voegen.
- Drink 's ochtends een glas warm water met citroen om uw stofwisseling te stimuleren en uw lichaam te hydrateren.
- Kauw uw maaltijden bewust en langzaam om de spijsvertering te bevorderen en sneller een verzadigd gevoel te bereiken.
- Bereid uw maaltijden zelf om de controle over de ingrediënten en de bereiding te behouden.
- Ontdek de wereld van kruiden en specerijen en gebruik deze om uw gerechten smaakvol en gezond te verfijnen.
- Plan uw maaltijden van tevoren om ongezonde impulsaankopen te vermijden.
- Zet een kruidentuin op uw balkon of vensterbank en gebruik de verse kruiden voor uw gerechten.
- Bezoek een lokale boerenmarkt en laat u inspireren door de seizoensgebonden producten.
- Neem de tijd voor uw maaltijden en geniet ervan in alle rust, zonder afleidingen.
- Deel gezonde recepten en voedingstips met vrienden en familie.
- Beloon uzelf voor uw successen bij het toepassen van een gezonde levensstijl, maar niet met ongezonde voedingsmiddelen.
- Integreer gezonde vetten, zoals avocado of noten, in uw dieet.
- Experimenteer met verschillende bereidingswijzen om gezonde voedingsmiddelen smakelijk te maken.

Terugblik - 2. Preventieve Maatregelen

Effectief rugpijn voorkomen vereist een holistisch begrip van de onderliggende factoren en de bereidheid om actief aan uw ruggezondheid te werken. Het gaat niet alleen om het uitvoeren van afzonderlijke oefeningen, maar om uw levensstijl zo aan te passen dat uw rug optimaal wordt ondersteund en beschermd. Begin met een kritische beoordeling van uw dagelijkse bewegingspatronen. Let bij het tillen van zware voorwerpen op dat u door uw knieën gaat en uw rug recht houdt. Verdccl het gewicht gelijkmatig en activeer uw rompspieren om uw wervelkolom te stabiliseren. Integreer regelmatige beweging in uw dagelijkse routine om uw spieren te versterken en uw mobiliteit te behouden. Korte wandelingen, rekoefeningen of traplopen kunnen al een groot verschil maken.

Op de werkplek speelt ergonomie een cruciale rol. Richt uw werkplek zo in dat u een rechte houding kunt aannemen zonder te verkrampen. Let op de juiste hoogte van bureau en stoel, positioneer uw scherm ergonomisch en gebruik indien nodig hulpmiddelen zoals een ergonomisch toetsenbord of muis. Regelmatige bewegingspauzes zijn ook belangrijk om spanningen te voorkomen. Sta elke 30-60 minuten op, rek u uit of loop een paar stappen. Ook dynamische zitmogelijkheden zoals een gymbal kunnen uw rompspieren activeren en uw houding verbeteren.

Naast beweging en ergonomie speelt ook uw voeding een belangrijke rol voor uw ruggezondheid. Een uitgebalanceerd dieet met veel fruit, groenten, volle granen en mager eiwit levert uw lichaam de noodzakelijke voedingsstoffen voor sterke botten en spieren. Vermijd sterk bewerkte voedingsmiddelen, suikerhoudende dranken en overmatig alcoholgebruik. Zorg voor voldoende hydratatie om uw tussenwervelschijven van voldoende vocht te voorzien. Aanvullend kunnen ontspanningstechnieken zoals progressieve spierontspanning, autogene training of meditatie u helpen om stress te verminderen en spierspanning te verlichten.

Tot slot is voldoende en herstellende slaap essentieel voor de regeneratie van uw lichaam. Creëer een aangename slaapomgeving door te zorgen voor duisternis, rust en een comfortabele temperatuur. Vermijd cafeïne en alcohol voor het slapengaan en stel een regelmatig slaapschema in. Het implementeren van deze maatregelen kan aanvankelijk uitdagend lijken, maar met geduld en consistentie kunt u uw ruggezondheid duurzaam verbeteren en rugpijn voorkomen. Investeer in uw gezondheid – uw rug zal u dankbaar zijn!

3. Acute Behandelmethoden

Wat te doen als de rug plotseling in de steek laat en elke beweging een kwelling wordt? De eerste uren na het ontstaan van acute rugpijn zijn cruciaal voor het verdere verloop van de klachten. Moderne behandelconcepten zijn gebaseerd op een evenwichtige combinatie van beweging, gerichte ontlasting en therapeutische maatregelen. Het wetenschappelijk onderzoek van de afgelopen jaren heeft enkele verrassende inzichten opgeleverd over de effectiviteit van verschillende interventies. In dit hoofdstuk leert u welke onmiddellijke maatregelen daadwerkelijk helpen en hoe u de acute fase optimaal kunt doorstaan.

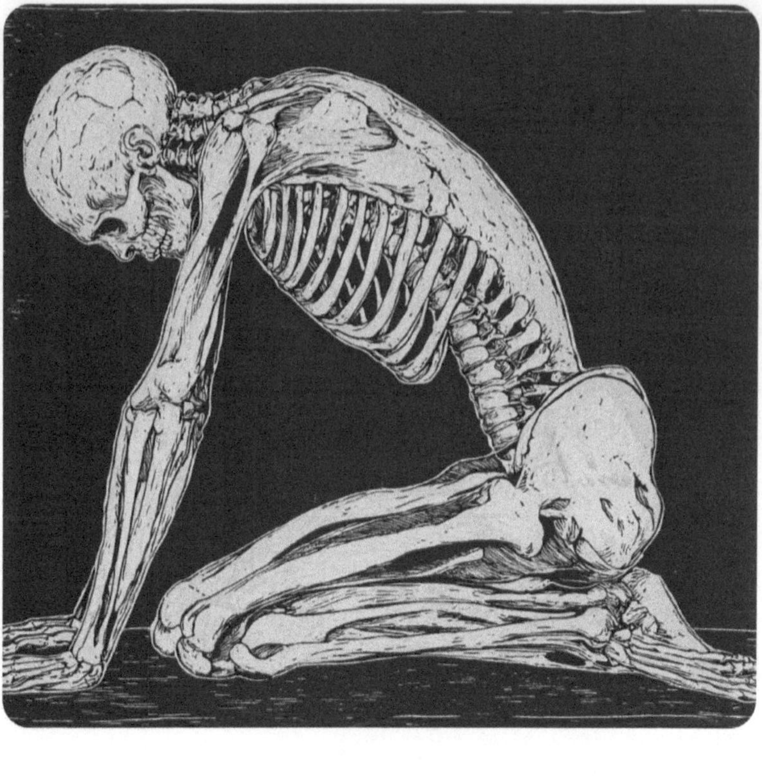

3. 1 Directe maatregelen bij spit

Acute lumbago, in de volksmond bekend als een "verstuikte rug", leidt tot plotselinge, intense rugpijn die het dagelijks leven aanzienlijk kan beïnvloeden. Snelle hulp is cruciaal om de pijn te verlichten en de mobiliteit te herstellen. Dit gedeelte beschrijft effectieve eerste hulpmaatregelen voor de behandeling van acute lumbago. Warmte, ontlastingsposities en pijnverlichtende bewegingen spelen een centrale rol in de acute therapie. De juiste toepassing van deze methoden kan het genezingsproces aanzienlijk versnellen en de behoefte aan medicatie verminderen. Lees verder en ontdek hoe u met eenvoudige middelen uw klachten kunt verlichten en uw herstel actief kunt ondersteunen.

> *Bij acute rugpijn is de juiste balans tussen rust, warmte en beweging cruciaal voor een snelle verlichting.*

Warmtebehandeling

Warmte kan verlichting bieden bij Lumbago, ook wel Heksenrug genoemd, door de doorbloeding te bevorderen en gespannen spieren te ontspannen. [s60] De verbeterde doorbloeding in het getroffen gebied transporteert meer zuurstof en voedingsstoffen, wat het genezingsproces kan ondersteunen. Tegelijkertijd wordt de warmte door het lichaam als aangenaam ervaren, wat de pijnperceptie kan verminderen. [s60] Studies tonen aan dat warmte zowel de pijnintensiteit als de duur van de klachten bij rugpijn kan verminderen. [s60] Hierdoor kan ook de behoefte aan pijnstillers afnemen, wat op zijn beurt het risico op bijwerkingen minimaliseert. Warmte kan op verschillende manieren worden toegepast: Warme kompressen of in warm water gedoopte handdoeken, die direct op het pijnlijke gebied worden gelegd, bieden een lokaal gerichte warmtetherapie. Een warme douche of een warm bad daarentegen heeft een groter effect en kan bovendien bijdragen aan spierontspanning. De temperatuur moet aangenaam warm zijn, maar nooit te heet om brandwonden te voorkomen. Bij acute pijn die gepaard gaat met roodheid, zwelling of ontstekingsverschijnselen, moet warmte in eerste instantie worden vermeden en moet medische raad worden ingewonnen. In dergelijke gevallen kan kou, vergelijkbaar met de werking van koelpacks bij sportblessures, in de acute fase nuttiger zijn om de ontsteking te remmen. De keuze van de juiste temperatuur en toepassingsduur hangt af van de individuele klachten en de persoonlijke gevoeligheid. Begin met kortere toepassingen en verhoog de duur geleidelijk om de optimale werking te bereiken en tegelijkertijd het risico op huidirritaties te minimaliseren.

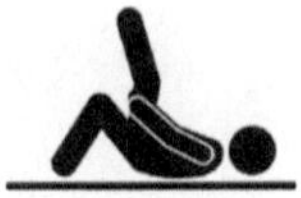

Goed om te weten

Heksenrug

Volksnaam voor Lumbago. De naam is ontstaan uit de volksgeloof dat de pijn door een toverij werd veroorzaakt.

Lumbago

Plotseling optredende, sterke pijn in de onderrug, die kan worden veroorzaakt door een blokkade van de wervelgewrichten of een irritatie van de zenuwen. Betroffenen ervaren vaak een stekende pijn die tot in de benen kan uitstralen en de beweeglijkheid sterk beperkt.

Warmte-effect bij Lumbago

Effectiviteit van warmtetoepassingen

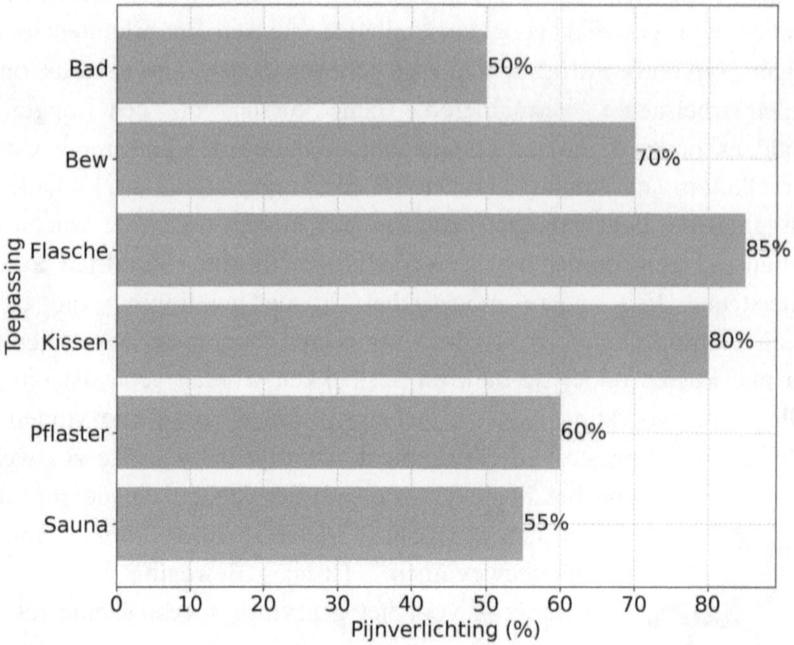

Bad: Warm bad

Bew: Beweging

Flasche: Warmwaterkruik

Kissen: Warmtekussen

Pflaster: Warmtepleister

Sauna: Sauna

De afbeelding toont de relatieve effectiviteit van verschillende warmtetoepassingen bij lumbago. Warmtekussens en -flessen bieden de hoogste pijnverlichting, gevolgd door warmtepleisters. Baden en sauna's laten een geringer, maar toch positief effect zien. Beweging, hoewel geen directe warmtetoepassing, behaalt ook een positief effect. De gegevens suggereren dat warmtetoepassingen in het algemeen kunnen bijdragen aan de verlichting van lumbago-pijn.

Ontlastende posities

Ontlastende posities kunnen helpen bij lumbago, ook wel hernia genoemd, om pijn te verlichten en de spieren te ontspannen. Het doel is om de wervelkolom te ontlasten en de aangetaste zenuwwortels te kalmeren. Verschillende posities zijn geschikt voor verschillende mensen en pijnintensiteiten. Liggen, bijvoorbeeld op de rug met gebogen benen, kan de druk op de lendenwirbelsaeule verminderen. Een kussen of een opgerolde handdoek onder de knieën ondersteunt de natuurlijke kromming van de wervelkolom en ontlast bovendien de rugspieren [s61]. Ook de zijligging met licht gebogen benen en een kussen tussen de knieën kan verlichtend zijn, omdat het de wervelkolom in zijn natuurlijke S-vorm ondersteunt. Een andere mogelijkheid is de buikligging, die echter alleen wordt aanbevolen als deze als pijnvrij wordt ervaren. Hier kan een plat kussen onder de buik en het bekken worden geplaatst om een holle rug te voorkomen. Het is belangrijk om de positie te vinden die individueel de meeste verlichting biedt. Vermijd in de eerste zes weken na het begin van de pijn activiteiten die de rug sterk belasten, zoals zwaar tillen of abrupte draaibewegingen [s61]. Beweging is echter belangrijk voor het genezingsproces. Zachte rek- en strekoefeningen of wandelingen kunnen de spieren ontspannen en de doorbloeding bevorderen. Raadpleeg bij aanhoudende of sterke pijn een arts of fysiotherapeut, die u individuele oefeningen en verdere behandelingsmogelijkheden kan aanbevelen [s61]. De beoordeling van de pijn door middel van schalen zoals de visuele analogieschaal (VAS) en functietests, zoals de Schober-test, kunnen het behandeltraject objectiveren en de effectiviteit van therapieën, zoals acupunctuur, controleren [s62].

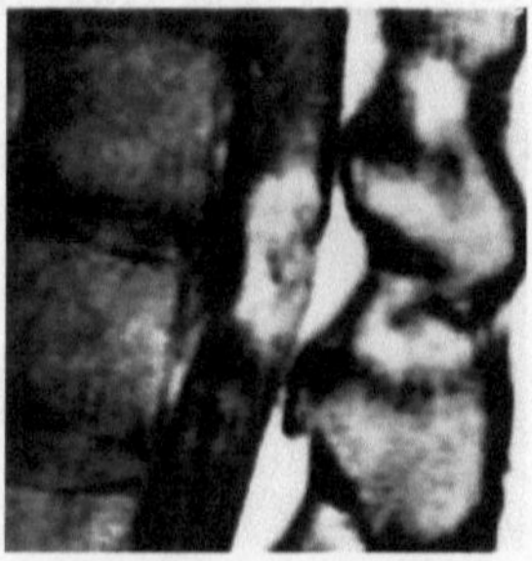

zenuwwortels [i8]

Effectieve Houdingen voor Rugpijnverlichting

Verdeling van effectieve houdingen voor rugpijnverlichting.

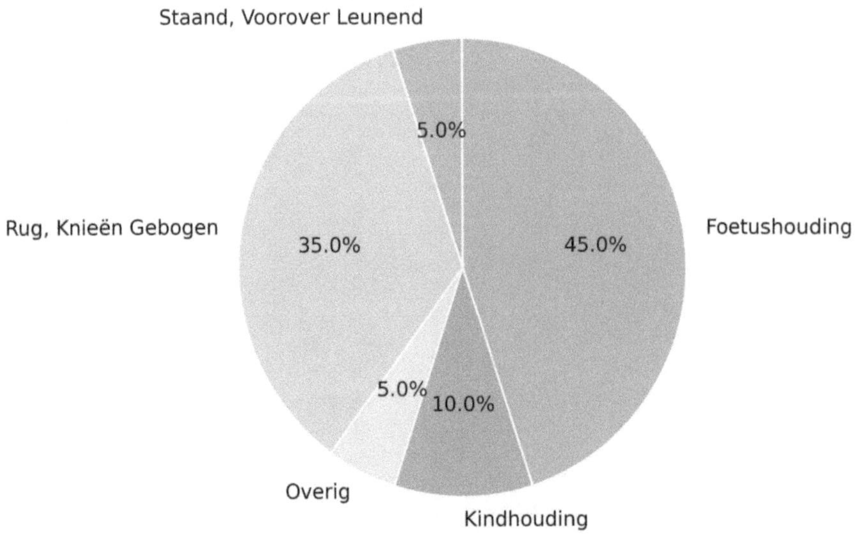

BKB: Rug, Knieën Gebogen

CSL: Kindhouding

FET: Foetushouding

OTH: Overig

STL: Staand, Voorover Leunend

De gegevens suggereren dat de foetushouding en op de rug liggen met gebogen knieën de meest effectieve houdingen zijn voor rugpijnverlichting, goed voor een aanzienlijk deel van de effectieve verlichtingsstrategieën. Hoewel andere houdingen enige verlichting bieden, kan het focussen op deze twee primaire houdingen het meeste voordeel opleveren voor mensen met rugpijn.

Pijnverlichtende Bewegingen

Beweging speelt, ondanks pijn, een belangrijke rol bij het herstel van lumbago. Zachte, pijnverlichtende bewegingen bevorderen de doorbloeding, ontspannen de spieren en ondersteunen het genezingsproces. Het is belangrijk om de bewegingen langzaam en gecontroleerd uit te voeren en te letten op de signalen van het lichaam. Pijnversterkende bewegingen moeten absoluut worden vermeden. Geschikte bewegingsvormen zijn bijvoorbeeld yoga, pilates of speciale rugscholen. Yoga verbetert niet alleen de flexibiliteit en kracht van de rompspieren, maar kan door de combinatie van ademtechnieken, lichaamshoudingen en ontspanning ook de pijnintensiteit aanzienlijk verminderen. Zo kan bijvoorbeeld de kindhouding (Balasana) helpen om de onderrug te rekken en te ontspannen. Hierbij knielt men op de grond, de grote tenen raken elkaar, de knieën zijn heupbreed geopend. Men buigt met de bovenlichaam naar voren en legt het voorhoofd op de grond. De armen liggen ofwel ontspannen naast het lichaam of zijn gestrekt naar voren. Deze houding ontlast de wervelkolom en rekt de rugspieren zachtjes. Ook lichte wandelingen, zwemmen of fietsen kunnen, mits pijnvrij mogelijk, het genezingsproces ondersteunen. Het is belangrijk om de belasting langzaam te verhogen en naar het lichaam te luisteren. Bij aanhoudende of sterke pijn moet een arts of Fysiotherapeut worden geraadpleegd om een individueel oefenprogramma op te stellen.

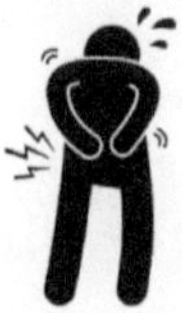

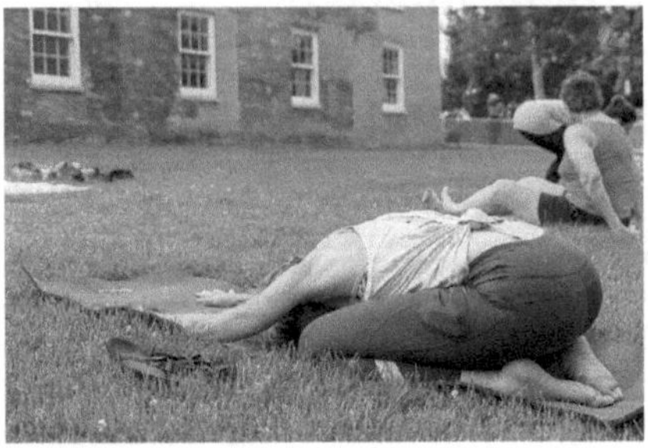

Kindhouding [i9]

Pijnvermindering door beweging

Illustreert de correlatie tussen bewegingsbereik oefeningen en pijnvermindering bij spit.

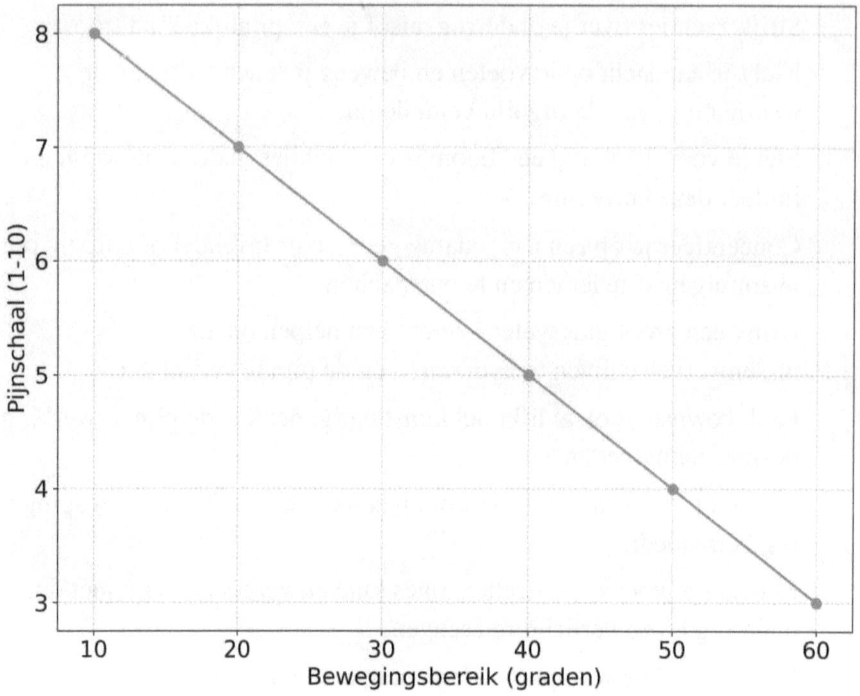

De gegevens suggereren een positieve correlatie tussen een groter bewegingsbereik en verminderde pijnniveaus. Naarmate het bewegingsbereik verbetert (x-as), neemt de pijnintensiteit af (y-as). Dit benadrukt de effectiviteit van deze oefeningen bij het beheersen van spit. Individuele resultaten kunnen echter variëren en het is cruciaal om naar je lichaam te luisteren en te stoppen als de pijn toeneemt.

Concrete adviezen

- Adem diep in je buik en stel je voor dat de spanning in je onderrug verdwijnt bij het uitademen.
- Zoek intuïtief een positie die je rug ontlast, ongeacht of deze ongebruikelijk is, en blijf daarin zitten.
- Neurië of zing zachtjes voor jezelf – de vibraties kunnen de spieren ontspannen.
- Strijk zachtjes over je onderrug, alsof je een pijnlijke kind troost.
- Richt je aandacht op je voeten en beweeg je tenen – dit kan de waarneming van de rugpijn veranderen.
- Stel je voor dat je rug een boom is die zachtjes in de wind wiegt en imiteer deze beweging.
- Concentreer je op een aangename geur, zoals lavendel of citroen, om je zintuigen af te leiden en te ontspannen.
- Drink een groot glas water – vocht kan helpen om de tussenwervelschijven te hydrateren en de pijn te verlichten.
- Lach bewust – ook al lijkt het kunstmatig, het kan de pijnverwerking positief beïnvloeden.
- Wiegen je bekken zachtjes voor en achter en voel hoe de beweging je rug beïnvloedt.
- Masseer je voetzolen – reflexzones kunnen verbonden zijn met de onderrug en zo verlichting brengen.
- Visualiseer hoe warme, gouden energie in je rug stroomt en de pijn verlicht.

3. 2 Therapeutische Benaderingen

Acute rugpijn beperkt de mobiliteit en beïnvloedt het dagelijks leven aanzienlijk. Therapeutische benaderingen bieden een scala aan mogelijkheden om deze klachten te verlichten en de functionaliteit te herstellen. Dit gedeelte belicht de belangrijkste behandelmethoden, van manuele therapie en fysiotherapie tot osteopathische technieken. Deze procedures zijn gericht op het verminderen van pijn, het verbeteren van de mobiliteit en het behandelen van de oorzaken van de klachten. Ze houden rekening met zowel biomechanische als psychosociale factoren die kunnen bijdragen aan rugpijn. Ontdek hieronder meer over de verschillende therapeutische opties en vind de juiste benadering voor uw individuele behoeften.

Een succesvolle therapiebenadering bij rugpijn integreert zowel fysieke behandelingen (manuele therapie, fysiotherapie, oefeningen) als de overweging van psychosociale factoren (cognitieve gedragstherapie, pijnmanagement) in een multimodale aanpak.

Manuele Therapie

Manuele Therapie verwijst naar behandelingsmethoden waarbij therapeuten hun handen gebruiken om pijn te verlichten en de beweeglijkheid te verbeteren. Hierbij worden verschillende anatomische structuren beïnvloed om positieve veranderingen in de pijnervaring van de patiënt te bewerkstelligen [s63]. De behandeling omvat fysieke benaderingen zoals massage en manipulatie van de wervelkolom [s64]. Manuele therapie wordt aanbevolen bij acute rugpijn, samen met oefeningen en oppervlakkige warmte [s65]. Ook bij chronische rugpijn zonder ernstige pathologie behoort het tot de aanbevolen conservatieve behandelingsmethoden – naast massage en interdisciplinaire revalidatie [s65]. Fysiotherapeuten passen manuele therapie toe bij musculoskeletale klachten. Het wordt aanbevolen als aanvullende of tweede behandelingsoptie bij ongespecificeerde rugpijn [s66]. De werking van manuele therapie is in de loop der tijd geëvolueerd. Vroeger lag de focus op biomechanische verklaringen. Tegenwoordig komt het neurofysiologische paradigma naar voren. De pijnverlichtende effecten worden over afdalende gemoduleerde banen in het centrale zenuwstelsel overgebracht [s66]. Gematigde pijnlijke druk kan leiden tot een kortdurende pijninhibitie [s66]. Naast de neurofysiologische spelen ook psychologische en biomechanische factoren een rol [s63] [s66]. Zo kunnen de verwachtingen van de patiënt en de relatie met de therapeut de behandelingsresultaten beïnvloeden [s66]. Biomechanische mediatoren omvatten meetbare bewegingen in de doelweefsels en structurele veranderingen die als reactie op de therapie optreden [s63]. Neurofysiologische mediatoren tonen onmiddellijke veranderingen in de neurofysiologische functie na de therapie, zoals de vermindering van ontstekingsmarkers en een verminderde pijngevoeligheid [s63]. Bij chronische rugpijn wordt manuele therapie aanbevolen als onderdeel van een multimodale behandelingsaanpak die een gecontroleerd

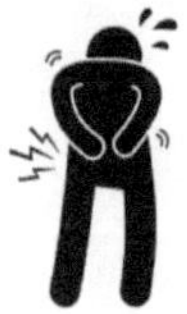

oefenprogramma omvat [s67]. Cognitieve gedragstherapie in combinatie met fysiotherapie kan pijnniveaus verlagen en de functionaliteit verbeteren [s67]. De mechanische diagnose en therapie (MDT) is bedoeld om specifieke oefeningen en houdingsinstructies voor te schrijven. Voor de effectiviteit in pijn- en invaliditeitsreductie is er gematigd tot hoge evidentie [s65]. Mobilisatie- en manipulatiebehandelingen tonen gematigde evidentie voor pijnverlichting en functionele verbetering bij chronische rugpijn. Manipulatie kan effectiever zijn dan mobilisatie [s65]. Wie lijdt aan chronische rugpijn en risicofactoren voor chronificatie vertoont, moet fysiotherapie als eerstelijnsbehandeling overwegen [s67].

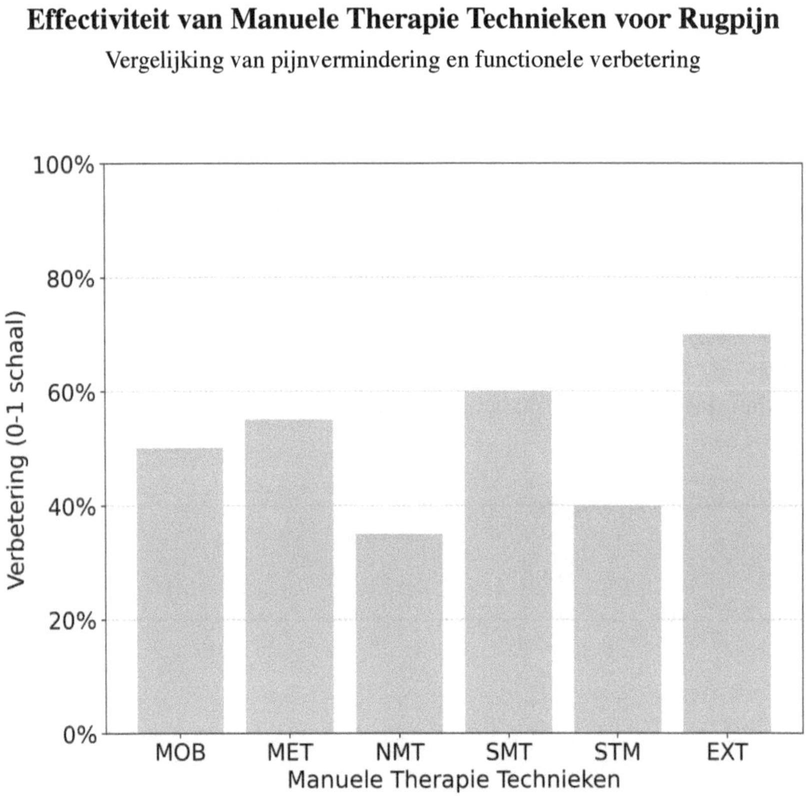

EXT: Oefentherapie

MOB: Mobilisatie

SMT: Spinale Manipulatie Therapie

MET: Spier Energie Techniek

NMT: Neuromusculaire Therapie

STM: Zachte Weefsel Mobilisatie

Hoewel spinale manipulatie een significant direct effect laat zien op pijnvermindering, laten mobilisatietechnieken een meer geleidelijke maar aanhoudende verbetering in functie zien. Zachte weefselmobilisatie biedt matige voordelen voor zowel pijn als functie, wat het potentieel ervan als een complementaire aanpak suggereert. Oefentherapie, hoewel niet strikt manuele therapie, laat sterke langetermijnvoordelen zien voor zowel pijnverlichting als functieherstel, wat het belang ervan in een uitgebreid behandelplan benadrukt. De gegevens suggereren dat een combinatie van manuele therapie technieken en oefentherapie de meest uitgebreide en effectieve aanpak kan bieden voor het beheersen van rugpijn.

Fysiotherapeutische behandeling

Fysiotherapeutische behandelingen bij rugpijn omvatten een breed scala aan maatregelen die individueel op de patiënt worden afgestemd. Naast de eerder genoemde manuele technieken, zoals massage en manipulatie van de wervelkolom, spelen actieve therapievormen, met name oefeningen, een cruciale rol. Een gericht trainingsprogramma kan helpen om de rugspieren te versterken, de beweeglijkheid te verbeteren en houdingsfouten te corrigeren. Naast kracht- en flexibiliteitsoefeningen kunnen ook coördinatie-oefeningen, die de samenwerking van verschillende spiergroepen trainen, in de therapie worden geïntegreerd. Een innovatief rugschoolprogramma combineert bijvoorbeeld een multidisciplinaire aanpak met een kwantitatieve functiewaarding en therapeutische oefeningen en toont zo positieve effecten op pijn, flexibiliteit, spierkracht en uithoudingsvermogen [s68]. Fysiotherapeuten gebruiken verschillende classificatiesystemen die zijn gebaseerd op biomechanische en psychosociale factoren om patiënten met ongespecificeerde rugpijn beter in te delen en de therapie te individualiseren. Zo kunnen maladaptieve bewegingspatronen en motorische controleproblemen, die pijn veroorzaken, worden geïdentificeerd en gericht behandeld [s69]. Aanvullend kunnen ook fysieke maatregelen zoals warmte- of koudebehandelingen worden toegepast. Naast de puur lichamelijke aspecten houdt de fysiotherapie ook rekening met psychosociale factoren die een rol kunnen spelen bij rugpijn. Chronische pijn beïnvloedt niet alleen de lichamelijke functie, maar ook het emotionele welzijn en het gedrag. Daarom integreren fysiotherapeuten vaak aspecten van de kognitiven_verhaltenstherapie in hun behandeling. Patiënten leren zo negatieve denkpatronen en gedragingen die de pijn kunnen verergeren, te herkennen en te veranderen. Ze leren strategieën voor pijnbeheersing en ontwikkelen een beter begrip van de multidimensionale aspecten van hun klachten [s70]. De educatieve component van de fysiotherapie is ook belangrijk. Patiënten ontvangen informatie over de oorzaken van hun rugpijn, leren rugvriendelijk gedrag in het dagelijks leven en worden ondersteund in het verbeteren van hun zelfmanagementvaardigheden [s71]. De vroege terugkeer naar normale activiteiten en de integratie in het beroepsleven zijn verdere therapiedoelen die door fysiotherapeutische maatregelen worden ondersteund [s72]. Een multimodale aanpak, die verschillende therapievormen combineert, heeft zich bij de behandeling van rugpijn als bijzonder effectief bewezen. [s71] [s72] Een combinatie van manuele therapie, actieve oefeningen, fysieke maatregelen en cognitieve gedragstherapie kan bijdragen aan pijnverlichting, het verbeteren van de functie en het duurzaam verhogen van de levenskwaliteit van de patiënten.

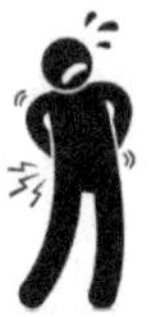

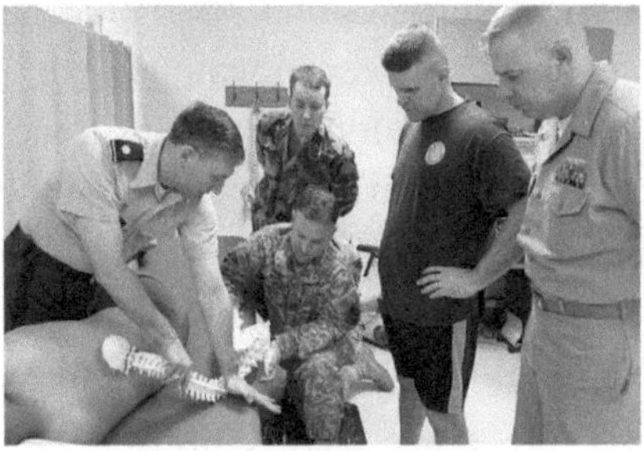

Manipulatie [i10]

Goed om te weten

Kwantitatieve functiewaarding
Objectieve metingen van de lichamelijke functies om de voortgang van de behandeling te volgen en de therapie aan te passen.

Manipulatie
Manipulaties aan de wervelkolom kunnen blokkades oplossen en de beweeglijkheid verbeteren, maar moeten alleen door gekwalificeerde professionals worden uitgevoerd.

Multidisciplinaire aanpak
Bevat de samenwerking van verschillende disciplines om een uitgebreid behandelplan voor rugpijn op te stellen.

Multimodale aanpak
Combinatie van verschillende therapievormen om de behandeling van rugpijn te optimaliseren en rekening te houden met de individuele behoeften van de patiënt.

Fysiotherapie voor Rugpijn: Behandelingsmethoden

Effectiviteit van fysiotherapiemethoden voor rugpijn op basis van duur en intensiteit.

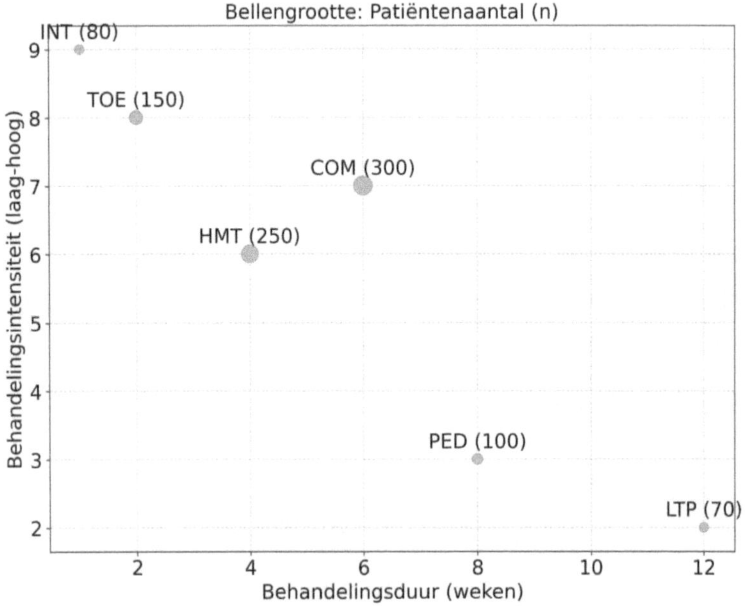

Blasengröße: Patiëntenaantal (n)

COM: Gecombineerde Methode

HMT: Handmatige en Bewegingstherapie

INT: Intensief Programma

LTP: Langetermijnprogramma

PED: Patiënten Educatie

TOE: Therapeutische Oefeningen

De grafiek suggereert dat behandelingen met gematigde intensiteit die 4-8 weken duren de hoogste effectiviteit laten zien voor de meeste patiënten. Hoewel kortere, intensieve behandelingen voor sommigen effectief kunnen zijn, zijn ze niet zo consistent succesvol. Langere, laag-intensieve behandelingen lijken over het algemeen minder effectief. De grootte van de bubbels geeft het aantal patiënten aan dat met die specifieke methode is behandeld.

Osteopathische Technieken

Osteopathische technieken behoren tot de complementaire geneeskunde methoden voor de behandeling van rugpijn en omvatten zowel fysieke als psychische benaderingen. [s73] Ze zijn gebaseerd op het idee van de patiënt als een eenheid van lichaam, geest en ziel en betrekken de zelfhelende krachten van het lichaam. [s74] Osteopaten gebruiken manuele technieken om de fysiologische functies te optimaliseren en de homeostase, oftewel de interne balans van het lichaam, te bevorderen. [s75] Het behandelingsspectrum varieert van technieken voor gewrichten, spieren en bindweefsel tot neurovasculaire gerichte procedures. [s76] Spierenergie technieken, myofasciale ontspanning en technieken voor het herstellen van de ligamentaire balans zijn enkele van de vaak toegepaste methoden. [s75] Ook de behandeling van het middenrif speelt een belangrijke rol. Door technieken zoals het domineren van het middenrif of de indirecte vrijlating van het middenrif wordt de ademhaling verbeterd en de beweeglijkheid van het middenrif vergroot. [s75] Een andere techniek, de zogenaamde "Rib Raising", beïnvloedt de activiteit van het sympathische zenuwstelsel en optimaliseert zowel de adembeweging als de lymfevloed. [s75] De lymfe-pomptechniek versterkt op haar beurt het immuunsysteem en verbetert de lymfecirculatie, wat een positieve invloed kan hebben op infecties. [s75] Vooral bij rugpijn tijdens de zwangerschap kunnen osteopathische behandelingen verlichting bieden en verergering van de klachten voorkomen. [s77] Studies tonen de effectiviteit van osteopathische behandelingen in het derde trimester aan voor het verbeteren van de functionaliteit bij patiënten met rugpijn. [s77] De osteopathie integreert verschillende manuele procedures die vaak in combinatie met andere methoden zoals yoga of acupunctuur worden toegepast. [s73] Door de manipulatie van het bewegingsapparaat proberen osteopaten positieve gezondheidsvoordelen te behalen. [s78] Zo kan bij bewegingsbeperkingen in het gebied van de borstwervelkolom door zachte mobilisatietechnieken de beweeglijkheid worden verbeterd en de daarmee samenhangende pijn worden verminderd.

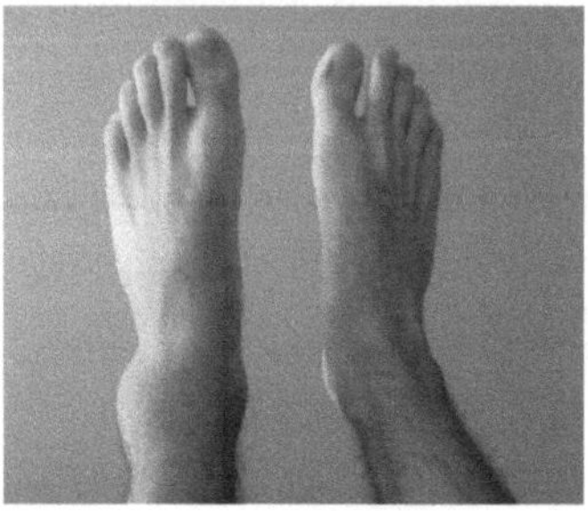

Ligamentair Evenwicht [i11]

Goed om te weten

Complementaire Geneeskunde

Complementaire geneeskundige methoden aanvullen de reguliere geneeskunde en bieden extra mogelijkheden voor de behandeling van rugpijn.

Ligamentaire Balans

Het herstellen van de ligamentaire balans is gericht op het herstellen van de balans van de banden in het lichaam en zo rugpijn te verminderen.

Lymfe-pomptechniek

De lymfe-pomptechniek stimuleert de lymfevloed en ondersteunt het immuunsysteem, wat nuttig kan zijn bij de regeneratie van rugpijn.

Myofasciale Ontspanning

Myofasciale ontspanningstechnieken verlichten spanningen in de fascia, het bindweefsel dat spieren, botten en organen omhult.

Osteopathie

Osteopathie is een holistische therapievorm die het lichaam als eenheid beschouwt en de zelfhelende krachten activeert om rugpijn te verlichten.

Osteopatische Technieken voor Rugpijn

Verdeling van osteopatische behandelmethoden voor rugpijn.

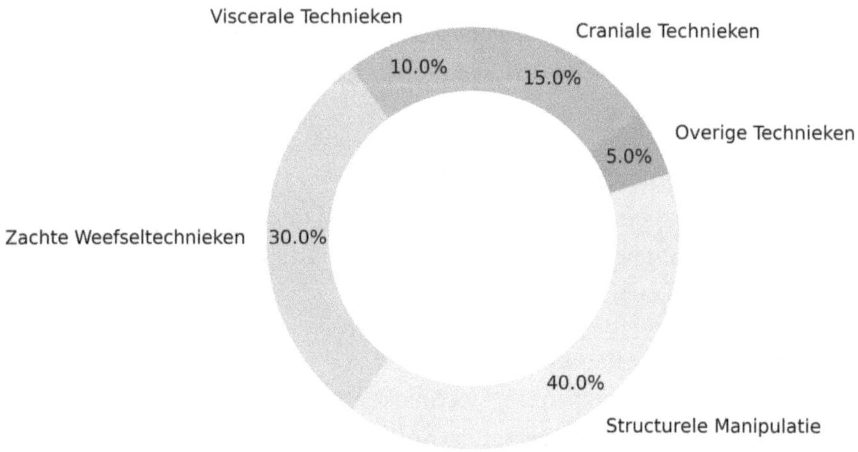

CRT: Craniale Technieken
STM: Structurele Manipulatie
VIT: Viscerale Technieken
OTH: Overige Technieken
STT: Zachte Weefseltechnieken

De grafiek benadrukt de diverse reeks osteopatische technieken die worden gebruikt bij de behandeling van rugpijn. Hoewel structurele manipulatie veel aandacht krijgt, onderstrepen de significante proporties die zijn toegewezen aan zachte weefsel-, craniale en viscerale technieken een holistische benadering die rekening houdt met de onderlinge verbondenheid van verschillende lichaamssystemen. Dit suggereert dat osteopatische behandeling voor rugpijn vaak verder gaat dan alleen de wervelkolom zelf.

Concrete adviezen

- Focus bij acute pijn op de kwaliteit van uw aanrakingen en varieer de druk, snelheid en ritme van de massage.
- Gebruik de warmte van uw handen om gericht warmte in de pijnlijke gebieden te brengen en de spieren te ontspannen.
- Observeer de gezichtsuitdrukkingen en lichaamstaal van uw patiënt om de intensiteit van de behandeling optimaal aan te passen.
- Integreer aandachtige pauzes in de behandeling, waarin u en uw patiënt bewust de ademhaling voelen en de lichaamswaarneming verdiepen.
- Moedig uw patiënt aan om actief mee te bewegen met de beweging van uw handen en de rek van de spieren zelf te versterken.
- Werk met de verbeeldingskracht van uw patiënt: vraag hem zich voor te stellen hoe de pijn met elke ademhaling kleiner wordt.
- Verbind manuele technieken met zachte, ritmische bewegingen om het lichaam in een staat van diepe ontspanning te brengen.
- Stimuleer de zelfhelende krachten van het lichaam door middel van zachte kloptechnieken en bevorder de doorbloeding van het weefsel.
- Voel de energiestromen in het lichaam van uw patiënt en probeer blokkades op te heffen door gerichte aanrakingen.
- Behandel niet alleen het pijnlijke gebied, maar betrek ook omliggende structuren en gewrichten in de therapie.
- Weck de nieuwsgierigheid van uw patiënt door de anatomische samenhangen uit te leggen en de werking van de behandeling te verduidelijken.
- Integreer elementen uit andere therapievormen, zoals acupressuur of craniosacraaltherapie, om de behandeling te individualiseren.

3. 3 Medische Interventie

Medische interventies spelen een belangrijke rol bij de acute behandeling van rugpijn. Ze variëren van medicamenteuze therapie tot infiltraties en natuurgeneeskundige procedures. Elke benadering heeft specifieke voordelen, maar ook potentiële risico's en beperkingen. De keuze voor de juiste interventie hangt af van de individuele oorzaak van de pijn, de intensiteit en de persoonlijke gezondheidstoestand. De volgende secties belichten de verschillende medische behandelingsopties in detail en bieden een overzicht van hun werkingsmechanismen, toepassingsgebieden en mogelijke bijwerkingen. Lees verder om de voor u geschikte behandelingsstrategie te vinden en uw rugpijn effectief te verlichten.

Bij rugpijn, vooral chronische, zijn niet-medicamenteuze therapieën zoals beweging, fysiotherapie en multidisciplinaire benaderingen vaak de beste eerste stap en op de lange termijn effectiever dan het langdurig innemen van pijnstillers.

Medicinale Therapie

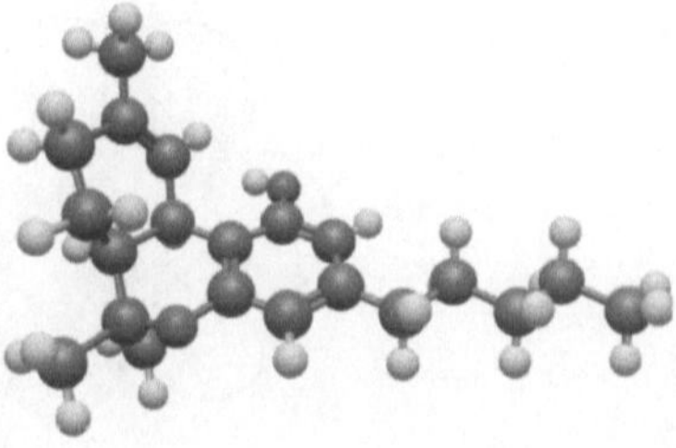

Cannabinoïden [i12]

Medicinale therapie bij rugpijn omvat een breed scala aan opties, afhankelijk van de aard en duur van de pijn. Voor acute of subacute rugpijn worden niet-farmacologische behandelingen zoals warmte, massage of manuele therapie aanbevolen. Indien medicatie gewenst is, worden niet-steroïde anti-inflammatoire geneesmiddelen (NSAID's) of spierrelaxantia ingezet [s79]. Bij chronische rugpijn staan ook eerst niet-farmacologische therapieën zoals beweging of multidisciplinaire revalidatie centraal. Als deze niet voldoende effectief zijn, kunnen NSAID's als eerstelijnsbehandeling en tramadol of duloxetine als tweedelijnsbehandeling worden gebruikt [s79]. Opioïden mogen alleen na zorgvuldige afweging van voordelen en risico's en na falen van andere therapieën worden voorgeschreven [s79]. Langdurig gebruik van pijnstillers kan leiden tot medicatiegerelateerde symptomen en is bij matige tot ernstige chronische rugpijn niet per se superieur aan andere behandelingsstrategieën [s80]. Een patiënt met aanhoudende pijn ondanks het gebruik van NSAID's kan door zijn arts worden geadviseerd over alternatieve behandelingsopties zoals fysiotherapie of een multidisciplinaire pijntherapie. Naast gevestigde medicijnen worden ook nieuwe therapieën onderzocht, waaronder cannabinoïden, die in klinische studies veelbelovende resultaten hebben laten zien [s81] [s82]. Tegelijkertijd worden nieuwe formuleringen van bestaande medicijnen ontwikkeld om de behandeling van opioïdverslaving en overdosis te verbeteren [s83]. Een studie toonde aan dat twee onderzochte medicijnen voor de behandeling van acute radiculaire rugpijn de pijnscores verlaagden, maar geen significante verschillen in effectiviteit vertoonden [s84]. Dit onderstreept de noodzaak van een geïndividualiseerde therapie en een uitgebreide pijntherapie die naast medicijnen ook fysiotherapie en een multidisciplinaire aanpak omvat [s82].

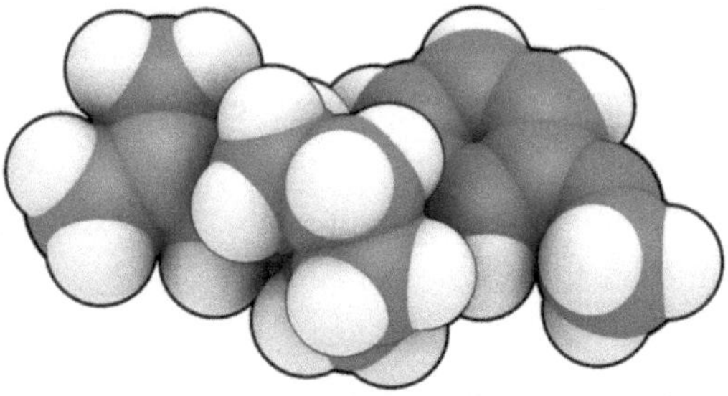

Tramadol [i13]

Goed om te weten

Acute radiculaire rugpijn

Acute radiculaire rugpijn ontstaat door irritatie of compressie van zenuwwortels in de wervelkolom. Ze stralen vaak uit naar armen of benen en kunnen gepaard gaan met gevoelloosheid of tintelingen.

Multidisciplinaire pijntherapie

De multidisciplinaire pijntherapie is een holistische benadering voor de behandeling van chronische rugpijn. Het combineert verschillende therapievormen zoals fysiotherapie, psychotherapie en medicamenteuze behandeling. Het doel is om de pijn te verlichten en de levenskwaliteit van de patiënten te verbeteren.

Spierrelaxantia

Spierrelaxantia worden gebruikt voor de behandeling van rugpijn die wordt veroorzaakt door spierspanning of -krampen. Ze hebben een ontspannend effect op de spieren en kunnen zo pijn verlichten. Spierrelaxantia kunnen echter ook bijwerkingen zoals vermoeidheid of duizeligheid veroorzaken.

Effectiviteit bij rugpijn

Pijnverlichting door medicijnen

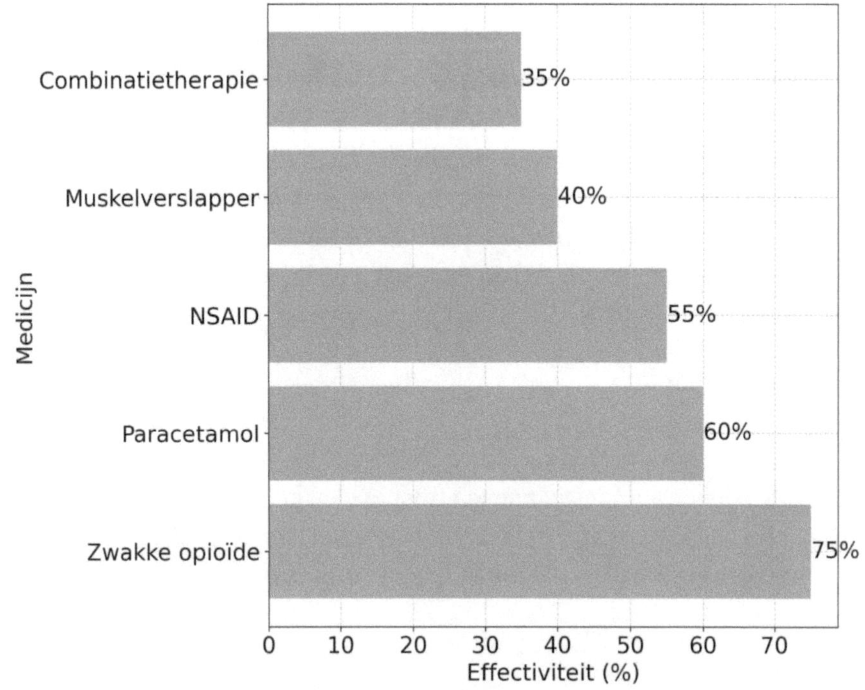

KOM: Combinatietherapie

MUS: Muskelverslapper

NSA: NSAID

PAR: Paracetamol

SOP: Zwakke opioïde

NSAID's tonen de hoogste effectiviteit, gevolgd door zwakke opioïden. Paracetamol en spierverslappers bieden minder pijnverlichting. Combinatietherapieën kunnen variëren, afhankelijk van de samenstelling.

Infiltratiebehandeling

Injectietherapieën, ook wel infiltraties genoemd, vormen een verdere optie in de behandeling van rugpijn. Hierbij worden medicijnen, meestal corticosteroïden in combinatie met een lokaalanestheticum, direct in het pijnlijke gebied geïnjecteerd. Het doel van deze behandeling is om de ontsteking te remmen en de pijn te verlichten. De infiltratie kan plaatsvinden in verschillende structuren van de rug, zoals de facetgewrichten, de nervenwurzeln of de spieren. Een studie toonde aan dat de pijnsensatie tijdens een infiltratie in vergelijking met een andere injectietechniek (zenuwblokkade) significant lager was, terwijl de pijnsensatie bij de eigenlijke behandeling (bijvoorbeeld een tandextractie) tussen beide technieken niet significant verschilde [s85]. Dit suggereert dat infiltraties een relatief pijnloze methode voor de toediening van medicijnen kunnen zijn. Injectietherapieën zijn echter niet voor alle patiënten geschikt en moeten alleen na zorgvuldige medische beoordeling en afweging van voordelen en risico's worden overwogen. Mogelijke risico's zijn infecties, bloedingen of zenuwschade. Het aantal infiltraties is ook beperkt om mogelijke bijwerkingen van corticosteroïden te minimaliseren. Een infiltratie kan deel uitmaken van een uitgebreid behandelplan dat naast medicamenteuze therapieën ook fysiotherapie, bewegings therapie en psychologische begeleiding omvat. De behandelende arts kan de individuele behoeften van de patiënt beoordelen en de geschikte behandelingsstrategie vaststellen.

Pijnvermindering bij infiltratiedosering

Illustreert de relatie tussen infiltratiedosering en pijnvermindering.

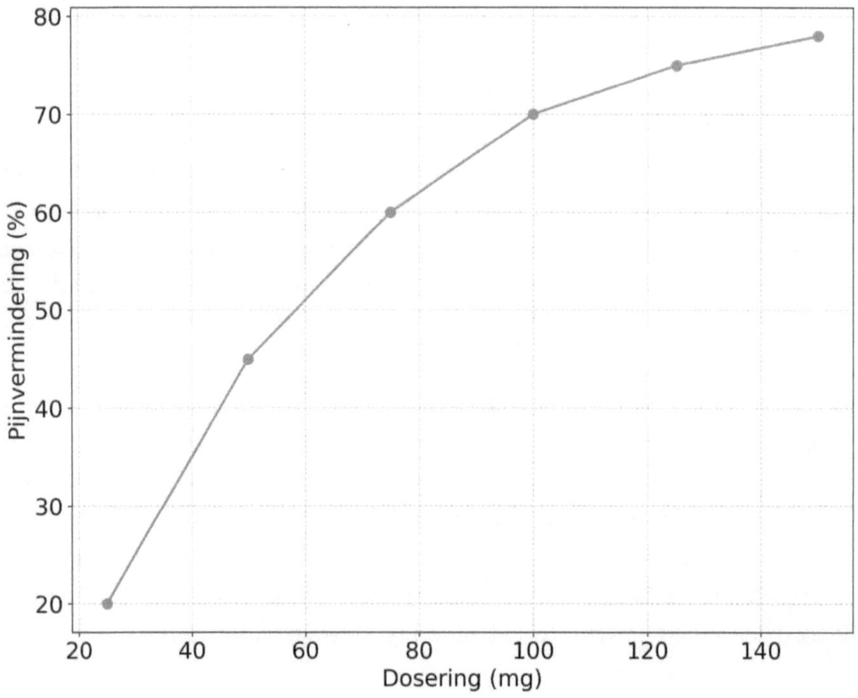

De grafiek toont een algemeen positieve correlatie tussen verhoogde infiltratiedosering en grotere pijnvermindering, hoewel het effect lijkt af te vlakken na een bepaalde dosering. Dit suggereert een optimaal doseringsbereik voor het maximaliseren van pijnverlichting en het minimaliseren van mogelijke bijwerkingen.

Natuurlijke geneeskundige methoden

Natuurlijke geneeskundige methoden bieden een reeks opties voor de behandeling van rugpijn, die verschillen van de eerder besproken reguliere medische benaderingen [s86]. Deze methoden, die niet tot de conventionele geneeskunde behoren, omvatten verschillende systemen en praktijken die de zelfhelende krachten van het lichaam willen activeren. Naturopathie, een voorbeeld van zo'n systeem, richt zich op voedingsveranderingen, veranderingen in levensstijl en therapieën zoals kruidenbehandelingen, massages en manuele therapie [s86]. Een verandering in voeding naar volwaardige, onbewerkte voedingsmiddelen en de integratie van regelmatige beweging in het dagelijks leven kan al positieve effecten hebben. Naast naturopathie zijn er andere natuurlijke benaderingen zoals acupunctuur, ayurveda, homeopathie en energetische therapieën. Acupunctuur richt zich op pijnverlichting en preventie door fijne naalden op specifieke punten van het lichaam te plaatsen [s86]. Ayurveda, een traditioneel Indiaas geneeskundesysteem, beschouwt lichaam, geest en ziel als eenheid en streeft naar innerlijke harmonie [s86]. Homeopathie maakt gebruik van sterk verdunde stoffen die in hogere doses vergelijkbare symptomen zouden veroorzaken om klachten te verlichten [s86]. Energetische therapieën proberen de energievvelden van het lichaam te beïnvloeden, waarvan het bestaan wetenschappelijk nog niet is aangetoond [s86]. Ter aanvulling op deze methoden kunnen ook voedingssupplementen en plantaardige geneesmiddelen worden gebruikt [s86]. De integratie van deze complementaire benaderingen in een conventioneel behandelplan wordt integratieve gezondheid genoemd [s87]. Het is belangrijk om de verschillende benaderingen gecoördineerd toe te passen om een optimale behandeling te waarborgen [s87]. Naast de fysieke methoden zoals massage of acupunctuur spelen ook psychologische en voedingsgerelateerde benaderingen een rol in de integratieve gezondheid [s87]. Zo kan bijvoorbeeld meditation, een methode voor mentale focus en ontspanning, de bloeddruk verlagen en symptomen van angst en depressie verminderen [s87]. De combinatie van conventionele medische behandelingen met geselecteerde natuurlijke geneeskundige methoden kan zo een holistische benadering voor de behandeling van rugpijn bieden.

Goed om te weten

Energetische therapieën

Energetische therapieën zijn gericht op het beïnvloeden van de energievvelden van het lichaam om pijn te verlichten en het welzijn te verbeteren. De effectiviteit bij rugpijn is echter wetenschappelijk niet aangetoond.

Integratieve gezondheid

Integratieve gezondheid combineert conventionele geneeskunde met complementaire therapieën zoals natuurlijke geneeskunde om een holistische benadering voor de behandeling van rugpijn te bieden.

Naturopathie

Naturopathie is een behandelingssysteem dat natuurlijke remedies en therapieën zoals voeding, beweging en kruiden gebruikt om de zelfhelende krachten van het lichaam te bevorderen en rugpijn te verlichten.

Plantaardige geneesmiddelen

Plantaardige geneesmiddelen gebruiken plantenextracten voor de behandeling van ziekten en pijnverlichting, wat een optie kan zijn bij rugpijn.

Voedingssupplementen

Voedingssupplementen kunnen worden gebruikt om voedingsstoffen tekorten te compenseren en de gezondheid te ondersteunen, wat nuttig kan zijn bij de behandeling van rugpijn.

Complementaire en Alternatieve Geneeskunde (CAG) voor Rugpijn

Verdeling van CAG-benaderingen voor rugpijn.

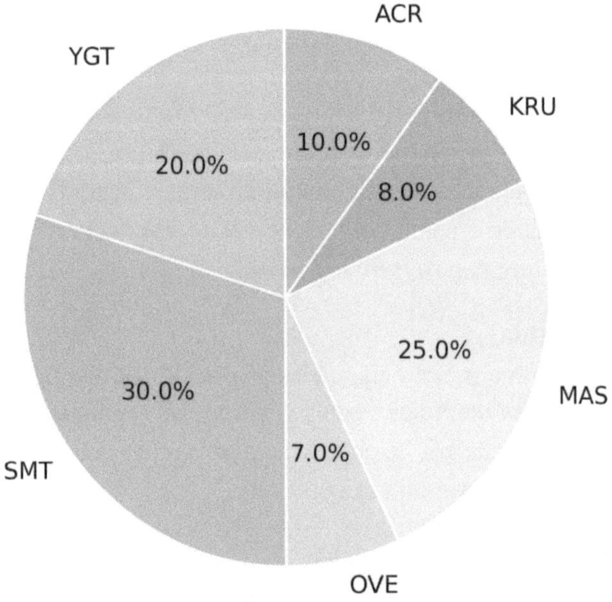

ACR: Acupunctuur

KRU: Kruidenremedies en Supplementen

MAS: Massagetherapie

OVE: Overige CAG-therapieën

SMT: Spinale Manipulatie Therapieën (Chiropractie, Osteopathie)

YGT: Yoga en Tai Chi

De grafiek benadrukt de populariteit van spinale manipulatie en massagetherapie bij mensen die op zoek zijn naar CAG-benaderingen voor rugpijn. Mind-body praktijken zoals yoga en tai chi nemen ook een aanzienlijk deel in, wat wijst op een groeiende interesse in holistische benaderingen. Hoewel andere therapieën zoals acupunctuur en kruidenremedies vertegenwoordigd zijn, lijken ze in deze context minder vaak gekozen te worden voor rugpijnverlichting.

Concrete adviezen

- Verander de naaldpositie minimaal tijdens de infiltratie om de werking van het lokale anestheticum te optimaliseren.
- Combineer bij sterke acute pijn een laaggedoseerde systemische pijntherapie met een gerichte infiltratie.
- Overweeg bij terugkerende pijn het gebruik van hyaluronzuurinjecties ter verbetering van de gewrichtsfunctie.
- Gebruik echografie of röntgencontrole om de precisie van de infiltratie te verhogen en het risico op complicaties te minimaliseren.
- Bespreek met de patiënt de mogelijkheid van cryotherapie na de infiltratie om de ontstekingsreactie te verminderen.
- Informeer de patiënt over de mogelijkheid van een triggerpointinfiltratie bij myofasciale pijn.
- Overweeg bij neuropathische pijn de infiltratie met een lokaal anestheticum en een corticosteroïde in combinatie met een alfa-2-agonist.
- Controleer de effectiviteit van de infiltratie door een herbeoordeling van de pijn na een gedefinieerde tijdsperiode.
- Documenteer zorgvuldig de infiltratieplaats, het gebruikte medicijn en de reactie van de patiënt.
- Schakel uw patiënten in de omgang met acute pijn om de noodzaak van invasieve maatregelen te verminderen.
- Betrek bij de keuze van de infiltratietherapie de individuele behoeften en de oorzaak van de pijn van de patiënt.
- Evalueer de effectiviteit van verschillende infiltratietechnieken binnen een kwaliteitscirkel.
- Ontwikkel een gestandaardiseerd protocol voor infiltratiebehandelingen in uw praktijk om de behandelkwaliteit te waarborgen.

Terugblik - 3. Acute Behandelmethoden

Acute rugpijn, vaak ook wel een "lumbago" genoemd, kan uw kwaliteit van leven aanzienlijk beïnvloeden. Om de klachten snel en effectief te verlichten, zijn er verschillende behandelingsmethoden beschikbaar. De juiste combinatie van kortetermijnmaatregelen en langetermijnstrategieën is cruciaal voor een succesvol herstel. Begin met pijnverlichting door middel van warmte. Warmtebehandelingen zoals warme kompressen, een warm bad of een warmwaterkruik bevorderen de doorbloeding en ontspannen gespannen spieren. Zorg er echter voor dat de warmte aangenaam is en geen brandwonden veroorzaakt. Bij acute pijn met ontstekingsverschijnselen, zoals roodheid of zwelling, dient u eerst koude behandelingen toe te passen en medisch advies in te winnen. Zoek daarnaast een ontlastingspositie die uw pijn vermindert. Dit kan de rugligging met gebogen benen zijn, de zijligging met een kussen tussen de knieën of – indien pijnvrij mogelijk – de buikligging. Vermijd in de eerste weken na het pijnincident belastende activiteiten zoals zwaar tillen.

Naast warmte en ontlasting speelt ook beweging een belangrijke rol bij het herstel. Zachte, pijnverlichtende bewegingen zoals yoga, pilates of wandelingen bevorderen de doorbloeding en ontspannen de spieren. Focus op oefeningen die de pijn niet verergeren. De kindhouding in yoga (Balasana) kan bijvoorbeeld de onderrug rekken en ontspannen. Let op de signalen van uw lichaam en verhoog de belasting geleidelijk. Bij aanhoudende of sterke pijn dient u een arts of fysiotherapeut te raadplegen die een individueel oefenprogramma voor u kan opstellen. Manuele therapie door een opgeleide therapeut kan ook verlichting bieden. Door gerichte technieken op gewrichten, spieren en bindweefsel kunnen blokkades worden opgeheven en de beweeglijkheid worden verbeterd. Manuele therapie kan zowel bij acute als chronische rugpijn worden toegepast en werkt via neurofysiologische, psychologische en biomechanische mechanismen.

Naast de genoemde methoden kunt u ook over medicamenteuze ondersteuning nadenken. Bespreek met uw arts welke pijnstillers geschikt zijn, zoals niet-steroïde anti-inflammatoire geneesmiddelen (NSAID's) of spierverslappers. Bij chronische pijn kunnen ook andere medicijnen zoals tramadol of duloxetine in aanmerking komen. Opioïden dienen alleen in uitzonderlijke gevallen en onder medisch toezicht te worden ingenomen. Houd er rekening mee dat medicijnen slechts een deel van de behandeling zijn en op lange termijn niet altijd de beste oplossing bieden. Als alternatief of aanvulling op de reguliere geneeskunde kunt u ook natuurgeneeskundige behandelingen overwegen. Naturopathie, acupunctuur, osteopathie of kruidenremedies kunnen de zelfhelende krachten van uw lichaam activeren en zo bijdragen aan pijnverlichting. Bespreek ook deze opties met uw arts of therapeut om de behandeling te vinden die het beste bij u past.

De behandeling van acute rugpijn vereist een individuele aanpak. Luister naar uw lichaam, probeer verschillende methoden uit en schroom niet om professionele hulp in te schakelen. Met de juiste combinatie van verschillende behandelingsbenaderingen kunt u uw pijn verlichten, uw beweeglijkheid herwinnen en uw kwaliteit van leven duurzaam verbeteren. Blijf actief en positief – uw rug zal u dankbaar zijn!

4. Genezingsproces en Verlichting

Wie kent niet het gevoel wanneer de rug pijn doet en men zich afvraagt hoe lang deze toestand nog zal aanhouden? De weg naar pijnvrijheid is als een reis, waarbij elke stap telt en verschillende benaderingen in elkaar grijpen. Moderne inzichten uit het pijnonderzoek tonen aan dat de actieve deelname van de betrokkenen het genezingsproces aanzienlijk beïnvloedt. De combinatie van gerichte beweging, aangepaste belasting en individuele herstelperiodes vormt de basis voor een duurzame genezing. In dit hoofdstuk ontdekt u de belangrijkste bouwstenen voor uw persoonlijke weg uit de pijn.

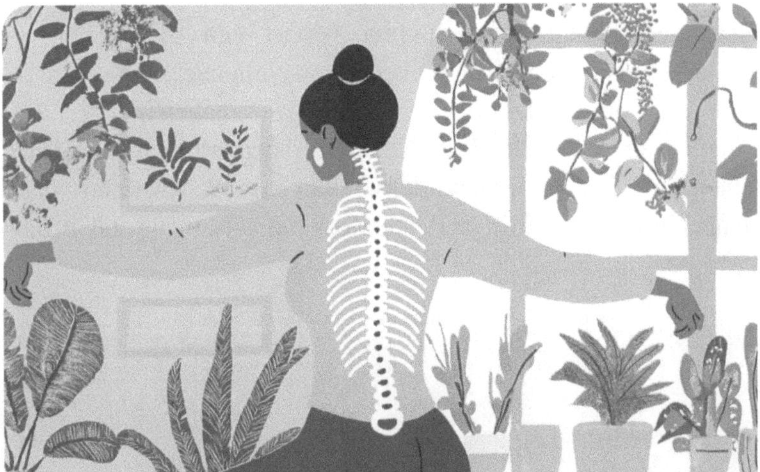

4. 1 Actieve Regeneratie

Actieve regeneratie is cruciaal voor de genezing van rugpijn en het herstel van een gezonde rug. Het omvat de geleidelijke toename van lichamelijke activiteit na een initiële rustperiode en is gericht op het versterken van de rugspieren, evenals het verbeteren van de doorbloeding en de beweeglijkheid. Het is belangrijk om de juiste balans te vinden tussen zachte beweging en het vermijden van overbelasting. De uitdagingen van actieve regeneratie liggen in de individuele aanpassing aan het genezingsproces en de persoonlijke behoeften. Een verkeerde dosering van de belasting kan het herstelproces vertragen of zelfs leiden tot nieuwe klachten. Ontdek in dit hoofdstuk hoe u door gerichte beweging uw ruggezondheid kunt terugwinnen en op lange termijn kunt behouden.

Actieve regeneratie door geleidelijke belastingstoename, aangepast aan de individuele pijngrenzen, is cruciaal voor de genezing en het langdurige succes bij de behandeling van rugpijn.

Heropbouwtraining

Heropbouwtraining is een belangrijke stap in het overwinnen van rugpijn en het voorkomen van terugkerende klachten. Na een initiële rustperiode, die afhankelijk is van de pijnintensiteit, is het raadzaam om geleidelijk weer actief te worden. Deze geleidelijke toename van activiteit bevordert de genezing en versterkt de rugspieren. [s88] Een goed gestructureerd heropbouwtraining omvat verschillende trainingsvormen. Aerobe activiteiten, zoals snelwandelen, fietsen of zwemmen in een gematigd tempo, verbeteren de doorbloeding en versterken de algehele fitheid. Wie bijvoorbeeld dagelijks 20 minuten wandelt, ondersteunt de regeneratie en bouwt tegelijkertijd uithoudingsvermogen op. Rek- en strekoefeningen bevorderen de flexibiliteit van de spieren en verbeteren de beweeglijkheid van de wervelkolom. Regelmatig rekken, bijvoorbeeld van de rugspieren, kan spanningen verlichten en de lichaamshouding verbeteren. Daarnaast zijn krachttrainingsoefeningen essentieel om de romp spieren te versterken. Een sterke buik- en rugspiergroep stabiliseert de wervelkolom en vermindert de belasting op de tussenwervelschijven. Oefeningen zoals de onderarmsteun of het bekkenheffen versterken specifiek deze spiergroepen en dragen zo bij aan langdurige pijnreductie. De combinatie van deze drie trainingsvormen – aerobe activiteit, rek- en strekoefeningen en krachttraining – vormt de basis voor een effectief heropbouwtraining. De individuele aanpassing van het trainingsschema aan de persoonlijke behoeften en de huidige gezondheidstoestand is cruciaal. Een physiotherapeut kan helpen bij het bepalen van het optimale moment om met de training te beginnen, evenals de selectie en dosering van de oefeningen. [s88] Hij kan specifieke oefeningen aanbevelen en toezien op een correcte uitvoering om overbelasting en hernieuwde blessures te voorkomen. Heropbouwtraining is dus geen star concept, maar een dynamisch

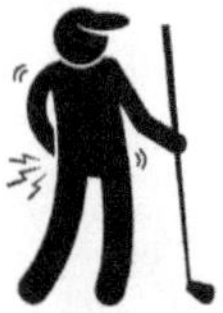

proces dat continu moet worden aangepast en geoptimaliseerd om op lange termijn klachtenvrij te blijven.

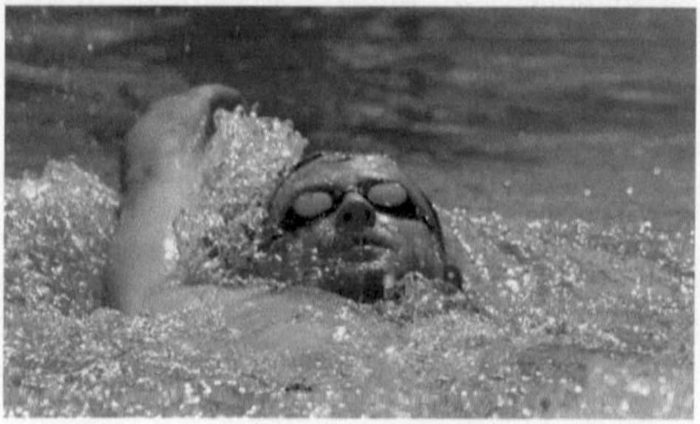

Zwemmen [i14]

Rugpijn en Trainingsvoortgang

Correlatie tussen trainingsvoortgang en pijnvermindering tijdens revalidatie.

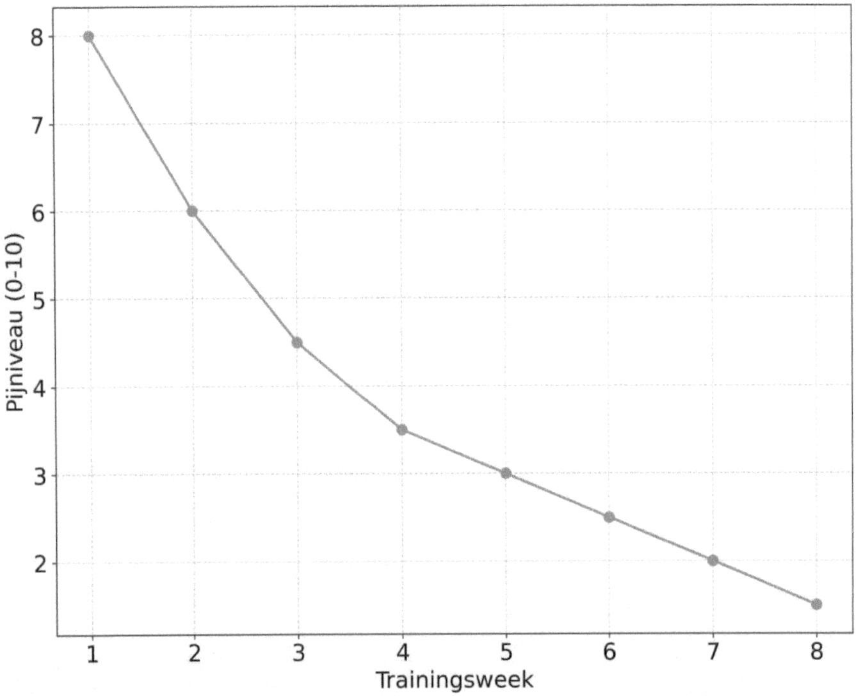

De grafiek illustreert een algemene trend van afnemende rugpijn naarmate de training vordert. De eerste verbeteringen zijn snel, gevolgd door een periode van langzamere vooruitgang, wat suggereert dat de eerste fase van revalidatie cruciaal is voor pijnbeheersing. Hoewel de trend positief is, kunnen individuele resultaten variëren en kunnen er plateaus optreden. Voortdurende naleving van het trainingsprogramma is essentieel voor pijnvermindering op lange termijn.

Belastingsverhoging

Belastingsverhoging in het hersteltraining is essentieel voor het genezingsproces en de langdurige pijnvrijheid. Na de initiële rustperiode is het belangrijk om de belasting systematisch en gecontroleerd te verhogen. Dit betekent dat zowel de intensiteit als de duur van de activiteiten langzaam moet worden verhoogd. Een te snelle belastingsverhoging kan leiden tot nieuwe pijn of zelfs blessures, terwijl een te langzame progressie het genezingsproces kan vertragen [s89]. De verhoging moet zich richten op de individuele pijngrenzen en bij elke oefensessie minimaal worden verhoogd. Zo kan men bijvoorbeeld bij het wandelen de afstand wekelijks met enkele honderden meters uitbreiden of de duur met enkele minuten verlengen. Hetzelfde geldt voor krachttraining: hier kan de belasting worden verhoogd door het gewicht, het aantal herhalingen of het aantal sets te verhogen. Het is belangrijk om op de signalen van het lichaam te letten en bij opkomende pijn de belasting te verminderen of de oefening te pauzeren [s90]. Een multidisciplinaire aanpak, die verschillende trainingsvormen zoals aerobe activiteiten, rek- en strekoefeningen en krachttraining combineert, is effectiever dan een eenzijdig programma [s90]. Regelmatige beweging kan het risico op terugkerende rugpijn aanzienlijk verlagen en de algehele fitheid verbeteren [s91]. De langdurige integratie van bewegingsactiviteiten in het dagelijks leven is daarom cruciaal voor het duurzame succes van de therapie.

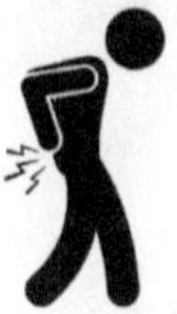

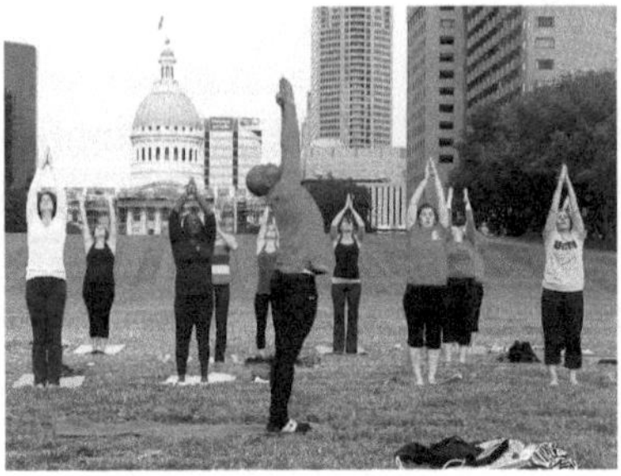

Rekoefening [i15]

Goed om te weten

Aerobe

Afhankelijk van zuurstof. Aerobe activiteiten zoals zwemmen of fietsen verbeteren de uithoudingsvermogen en bevorderen de doorbloeding, wat de regeneratie ondersteunt.

Multidisciplinair

Verwijst naar de combinatie van verschillende therapie- en trainingsbenaderingen om een uitgebreide behandeling te waarborgen en verschillende aspecten van ruggezondheid in overweging te nemen.

Progressie

Stapsgewijze verhoging van de trainingsbelasting om het lichaam aan hogere eisen te laten wennen en overbelasting te voorkomen. Een te snelle progressie kan het risico op terugkerende rugpijn verhogen.

Rugpijn: Belasting, Regeneratie en Tijd

Impact van actieve regeneratie op rugpijn op basis van belasting en geïnvesteerde tijd.

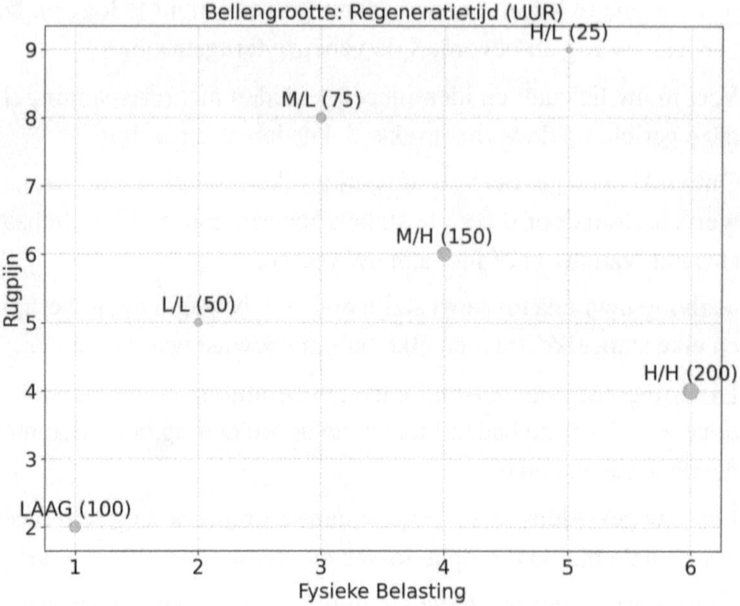

Blasengröße: Regeneratietijd (UUR)

H/H: Hoge Belasting, Hoge Regeneratie

LAAG: Lage Belasting, Hoge Regeneratie

M/H: Middelmatige Belasting, Hoge Regeneratie

H/L: Hoge Belasting, Lage Regeneratie

L/L: Lage Belasting, Lage Regeneratie

M/L: Middelmatige Belasting, Lage Regeneratie

Hogere belasting correleert over het algemeen met meer rugpijn. Het investeren van meer tijd in actieve regeneratie lijkt de pijn echter te verzachten, zelfs bij hoge belasting. Beperkte regeneratietijd, zelfs bij lagere belasting, kan nog steeds aanzienlijke pijn veroorzaken. De meest effectieve aanpak lijkt te zijn het combineren van lagere belasting met verhoogde actieve regeneratie.

Concrete adviezen

- Verbind uw bewuste ademhaling met zachte, wiegende bewegingen van uw bovenlichaam om uw wervelkolom te mobiliseren en te ontspannen.
- Maak gebruik van de pauzes tussen inspannende activiteiten om even op de grond te liggen en uw benen tegen een muur te leggen. Dit verlicht uw rug en bevordert de veneuze terugstroom.
- Voel in uw lichaam en identificeer gebieden met restspanning. Los deze gericht op door zacht rekken, kneden of masseren.
- Ontwikkel een gevoel voor de natuurlijke beweging van uw wervelkolom door u voor te stellen hoe een golf door uw lichaam stroomt, van uw hoofd tot aan uw voeten.
- Verhoog uw lichaamsbewustzijn door uw bewegingen te vertragen en elke stap, elke draai en elke buiging bewust waar te nemen.
- Experimenteer met verschillende temperaturen: afwisselende douches of warme baden kunnen de doorbloeding bevorderen en het herstel ondersteunen.
- Laat uw gevoelens de vrije loop: dans erop los of zing luid mee om emotionele blokkades op te lossen en nieuwe energie te verkrijgen.
- Omring uzelf met positieve zintuiglijke indrukken: luister naar ontspannende muziek, bekijk mooie afbeeldingen of geniet van aangename geuren.
- Creëer kleine rustoases in uw dagelijks leven waarin u bewust kunt ontspannen en uw batterijen weer kunt opladen.
- Integreer kleine mindfulness-oefeningen in uw dagelijkse routine om uw lichaamsbewustzijn te scherpen en vroegtijdig op pijnsignalen te reageren.
- Vertrouw op uw intuïtie en ontdek welke bewegingsvormen en ontspanningstechnieken het beste voor u zijn.

4. 2 Pijnmanagement

Effectief pijnmanagement is centraal voor genezing en verlichting van rugpijn. Het gaat verder dan alleen pijnmeting en omvat de gedetailleerde vastlegging van de pijnkwaliteit, locatie en individuele invloedsfactoren. Deze nauwkeurige analyse vormt de basis voor een succesvolle therapie. Naast medicamenteuze behandeling en professionele begeleiding spelen zelfhulpmethoden een cruciale rol. Actieve strategieën voor pijnbeheersing, ontspanningstechnieken en het veranderen van negatieve denkpatronen stellen u in staat om actief invloed uit te oefenen op de pijnervaring. Ontdek in dit hoofdstuk hoe u pijn effectief kunt beheren en uw kwaliteit van leven duurzaam kunt verbeteren.

Een uitgebreide pijnbeoordeling, die zowel de subjectieve pijnervaring van de patiënt als objectieve bevindingen in overweging neemt, is cruciaal voor een effectieve pijnbehandeling.

Dorsalgie-controle

Dorsalgie-controle is gericht op uitgebreide pijnverlichting en verbetering van de functie. Een belangrijk aspect is de grondige pijnbeoordeling, die verder gaat dan alleen de vermelding van de pijnintensiteit op een schaal van 0 tot 10 [s92]. Het omvat de beschrijving van de pijn in eigen woorden, de locatie, de duur en factoren die de pijn uitlokken of verlichten [s92]. Bijvoorbeeld, een stekende pijn in de onderrug die optreedt bij bukken en verlicht wordt door warmte, kan waardevolle aanwijzingen voor de therapie opleveren. Bovendien is het in overweging nemen van individuele factoren zoals overtuigingen en voorkennis over pijn relevant, aangezien deze de pijnervaring en de reactie op de behandeling kunnen beïnvloeden [s92]. Vooral bij patiënten die zich verbaal niet kunnen uiten of cognitief beperkt zijn, zijn alternatieve beoordelingsmethoden noodzakelijk [s92]. De validatie van alle pijnrapporten als geldig is cruciaal voor een meelevende en ethische pijnbehandeling [s93]. De kwalitatieve pijnhistorie, dat wil zeggen de gedetailleerde beschrijving van de pijnervaring door de patiënt, biedt het beste inzicht in de subjectieve pijnperceptie [s93]. Door de combinatie van kwalitatieve en kwantitatieve methoden – zoals pijnschalen en lichamelijk onderzoek – ontstaat een uitgebreid beeld [s93]. De zogenaamde triangulatie van gegevens uit verschillende bronnen helpt om de processen te begrijpen die leiden tot de pijnrapporten [s93]. De behandeling van rugpijn gebeurt doorgaans in fasen [s94]. Eerst worden niet-opioïde pijnstillers zoals NSAID's of paracetamol ingezet [s94]. Bij sterkere pijn kunnen zwakke opioïden worden toegevoegd [s95]. Pas bij ernstige, aanhoudende pijn en met inachtneming van de risico's van afhankelijkheid en overdosis worden krachtigere opioïden overwogen [s94]. Aanvullend kunnen zogenaamde adjuvante medicijnen zoals antidepressiva of anticonvulsiva worden toegediend, die in bepaalde gevallen zelfs de eerste behandelingsoptie kunnen zijn

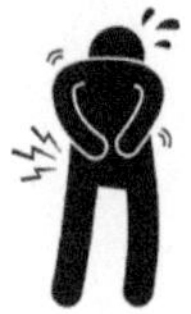

[s95]. Niet-farmacologische procedures, zoals fysiotherapie, zijn ook een belangrijk onderdeel van de dorsalgie-controle [s94]. Interventionele procedures zoals ruggenmergstimulatie komen in aanmerking voor patiënten die onvoldoende reageren op conservatieve therapieën [s94]. De behandeling moet individueel worden aangepast en regelmatig worden gecontroleerd om de effectiviteit te maximaliseren en bijwerkingen te minimaliseren [s94] [s95]. Het in overweging nemen van comorbiditeiten, vooral psychische aandoeningen zoals depressies, is essentieel voor een succesvolle pijntherapie en verbetering van de kwaliteit van leven [s94].

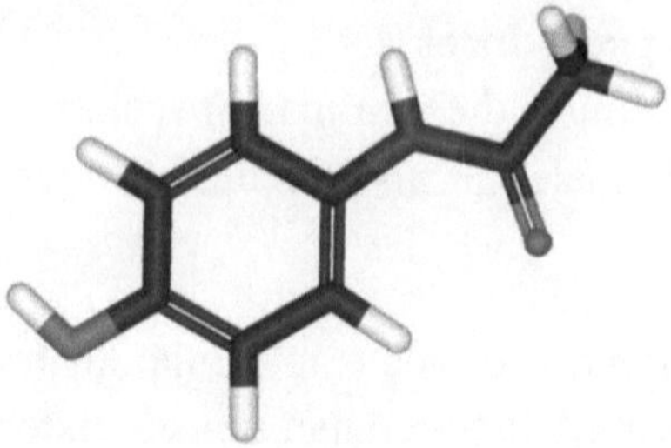

Paracetamol [i16]

Goed om te weten

Adjuvante medicijnen

Medicijnen die naast pijnstillers worden gebruikt om hun effect te versterken of andere symptomen te behandelen die met de pijn gepaard kunnen gaan, zoals depressies of slaapproblemen.

Conservatieve therapieën

Niet-chirurgische behandelingsmethoden, zoals fysiotherapie, medicijnen of fysieke therapie.

Interventionele procedures

Medische procedures die minimaal invasief worden uitgevoerd om pijn te behandelen, zoals injecties of ruggenmergstimulatie.

NSAID's

Afkorting voor niet-steroïdale anti-inflammatoire geneesmiddelen. Medicijnen met pijnstillende, ontstekingsremmende en koortsverlagende werking.

Paracetamol

Een veelgebruikt pijnstillend en koortsverlagend middel.

Pijnbeoordeling

Het proces van systematische verzameling en interpretatie van informatie over de pijn van een patiënt, inclusief pijnintensiteit, -kwaliteit, -locatie en -duur, evenals de factoren die de pijn beïnvloeden.

Triangulatie

Methode voor het verifiëren van de geldigheid van informatie door gegevens uit verschillende bronnen te vergelijken.

Pijnbehandelingstechnieken voor rugpijn

Verdeling van pijnbehandelingstechnieken voor rugpijn.

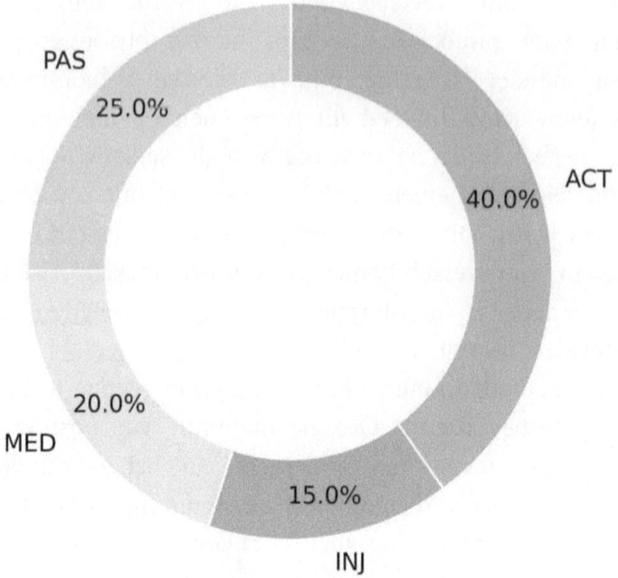

ACT: Actieve therapieën (bijv. oefeningen, fysiotherapie)

INJ: Injecties (bijv. steroïden, zenuwblokkades)

MED: Medicatie (bijv. NSAID's, spierverslappers)

PAS: Passieve therapieën (bijv. massage, warmte/koude)

De grafiek visualiseert de verdeling van verschillende pijnbehandelingsmethoden voor rugpijn. Een aanzienlijk deel is gewijd aan actieve therapieën zoals oefeningen, wat het belang ervan benadrukt. Passieve therapieën spelen ook een rol, terwijl medicatie en injecties aanvullende ondersteuning bieden. De focus op actieve therapieën suggereert een holistische benadering van pijnbehandeling met de nadruk op patiënt empowerment en langdurige verlichting door beweging en versterking.

Zelfhulptechnieken

Zelfhulp speelt een cruciale rol in het omgaan met rugpijn. Naast medicamenteuze therapie en professionele behandelingen zijn er verschillende maatregelen die betrokkenen zelf kunnen nemen om hun klachten te verlichten en hun levenskwaliteit te verbeteren [s96]. Actieve strategieën voor pijnbeheersing zijn hierbij bijzonder belangrijk. In plaats van passief door de pijn te worden gecontroleerd, kunnen patiënten leren actief invloed uit te oefenen op hun pijnervaring. Een belangrijk aspect is de bevordering van de selbstwirksamkeit, oftewel het vertrouwen in het eigen vermogen om met pijn om te gaan en deze te beheersen [s96]. Dit vertrouwen kan worden versterkt door het leren en toepassen van verschillende zelfhulptechnieken. Hieronder vallen onder andere niet-farmacologische benaderingen zoals ontspanningstechnieken, muziek- of visualisatietherapie en biofeedback [s97]. Deze methoden kunnen helpen de pijnperceptie te beïnvloeden en ontspanning te bevorderen. Ook de integratie van positieve activiteiten in het dagelijks leven kan bijdragen aan het verminderen van de pijnintensiteit en het verbeteren van de stemming [s96]. Een wandeling in het park, een ontmoeting met vrienden of het uitoefenen van een hobby kunnen positieve emoties oproepen en zo de pijn op de achtergrond laten verdwijnen. Een ander belangrijk onderdeel van zelfhulp is de kognitive_verhaltenstherapie. Deze therapievorm helpt patiënten negatieve denkpatronen en gedragingen die de pijn verergeren te herkennen en te veranderen [s96]. Een voorbeeld hiervan is het zogenaamde catastroferen, oftewel de neiging om pijn overdreven negatief te beoordelen en de ergste mogelijke gevolgen te verwachten. Door cognitieve gedragstherapie leren betrokkenen deze negatieve denkpatronen in twijfel te trekken en te vervangen door realistischere en nuttigere gedachten. Om de zelfhulptechnieken effectief toe te passen, is het belangrijk dat patiënten de nodige informatie en instructies ontvangen. De overdracht van kennis over pijnmechanismen, behandelmogelijkheden en zelfhulptechnieken moet worden afgestemd op de gezondheidscompetentie van de patiënten [s98]. Een duidelijke en begrijpelijke taal, evenals het gebruik van specifieke informatie, kan het begrip vergemakkelijken. De Teach-back-methode, waarbij patiënten het geleerde in eigen woorden herhalen, kan helpen om misverstanden te identificeren en op te helderen [s99]. Door een geïndividualiseerde en gestructureerde pijnvoorlichting kunnen patiënten worden in staat gesteld actief deel te nemen aan hun pijnmanagement en hun zelfmanagementvaardigheden te verbeteren [s98] [s99]. Zo kunnen ze hun pijn beter beheersen en hun levenskwaliteit verhogen.

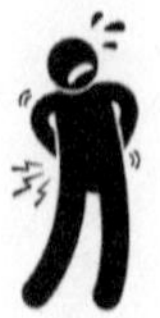

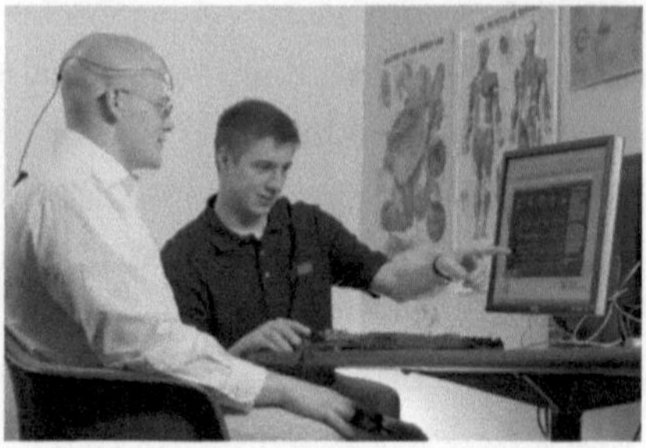

Biofeedback [i17]

Goed om te weten

Niet-farmacologische benaderingen

Niet-farmacologische benaderingen in pijnmanagement verwijzen naar behandelingsmethoden die geen medicijnen gebruiken. Dit omvat bijvoorbeeld fysiotherapie, ontspanningstechnieken, acupunctuur, massage en cognitieve gedragstherapie. Deze benaderingen zijn gericht op het op natuurlijke wijze verlichten van pijn en het activeren van de zelfhelende krachten van het lichaam.

Teach-back-methode

De Teach-back-methode is een communicatiestrategie in de gezondheidszorg waarbij patiënten het geleerde in eigen woorden herhalen. Dit dient om ervoor te zorgen dat de informatie correct is begrepen en om misverstanden op te helderen. In pijnmanagement kan de Teach-back-methode helpen om patiënten actief bij het behandelingsproces te betrekken en de therapietrouw te bevorderen.

Visualisatietherapie

Visualisatietherapie, ook bekend als geleide verbeelding, is een techniek waarbij patiënten worden aangemoedigd om positieve beelden of scènes voor te stellen. In pijnmanagement kan visualisatie helpen de pijnperceptie te beïnvloeden, ontspanning te bevorderen en positieve emoties te creëren die de pijn kunnen verlichten.

Effectiviteit van zelfhulptechnieken bij rugpijn

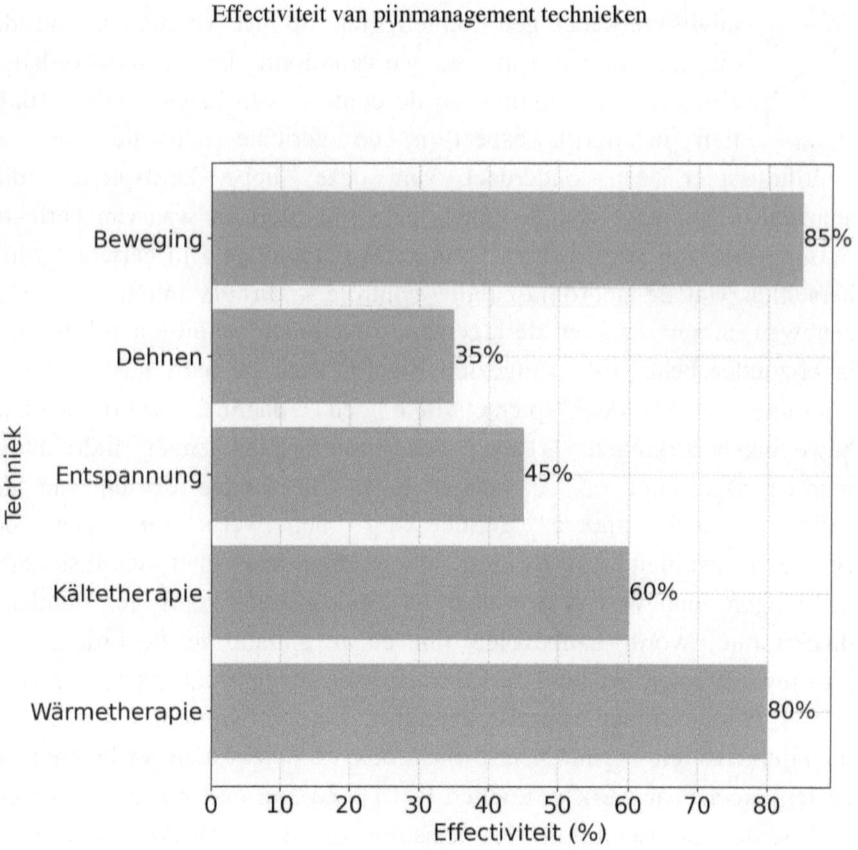

BEW: Beweging

DEH: Dehnen

ENT: Ontspanning

KÄL: Kältetherapie

WÄR: Wärmetherapie

Het horizontale staafdiagram visualiseert de relatieve effectiviteit van verschillende zelfhulptechnieken bij rugpijn. Warmtetherapie en beweging vertonen de hoogste effectiviteit, terwijl ontspanningstechnieken en de toepassing van koude minder effectief lijken. Regelmatig strekken bereikt een gemiddelde effectiviteit.

Stabilisatieoefeningen

Stabilisatieoefeningen richten zich op het versterken van de diepere spieren rond de wervelkolom, die verantwoordelijk zijn voor de stabiliteit en de controle van bewegingen [s100]. Een belangrijk aspect is de gerichte activatie van de multifidusspier, een onderdeel van deze diepe kernspieren, die aanzienlijk bijdraagt aan de functionele stabiliteit en waarvan gerichte training pijn kan verminderen [s100]. De oefeningen zijn gericht op het herstellen van de neuromusculaire controle – dus de interactie tussen zenuwen en spieren – en de algemene functionele stabiliteit [s100]. Dit is bijzonder belangrijk, aangezien rugpijn vaak gepaard gaat met een remming van de spieractiviteit en daaruit voortvloeiende bewegingsbeperkingen [s100]. Een trainingsplan moet individueel worden afgestemd op de behoeften en functionele doelen van de patiënt, onder andere gericht op het verbeteren van de bewegingskwaliteit [s100]. Een vroegtijdige start met stabiliserende oefeningen, ongeveer 4-6 weken na een operatie zoals een lumbale discectomie, wordt aanbevolen om de revalidatie te bevorderen en positieve effecten op pijn, functieverlies en levenskwaliteit te bereiken [s101]. Studies tonen aan dat dergelijke oefenprogramma's niet alleen de pijnintensiteit verminderen, maar ook de spierkracht verbeteren en de terugkeer naar werk versnellen [s101]. Zo kan onder andere door de verbeterde rompstabiliteit de belasting op de wervelkolom worden verminderd en de lichaamshouding worden geoptimaliseerd, wat op zijn beurt bijdraagt aan pijnverlichting.

Goed om te weten

Functionele Stabiliteit

Functionele stabiliteit verwijst naar het vermogen van het lichaam om bewegingen gecontroleerd en efficiënt uit te voeren. Een goede functionele stabiliteit is belangrijk om blessures te voorkomen en dagelijkse belasting aan te kunnen. Bij rugpijn kan de functionele stabiliteit aangetast zijn. Stabilisatieoefeningen zijn gericht op het verbeteren van de functionele stabiliteit door de spieren te versterken die de wervelkolom ondersteunen en controleren.

Neuromusculaire Controle

De neuromusculaire controle beschrijft de interactie tussen zenuwen en spieren. Het stelt de precieze controle van bewegingen mogelijk. Rugpijn kan deze controle verstoren. Oefeningen ter verbetering van de neuromusculaire controle zijn gericht op het optimaliseren van de communicatie tussen zenuwen en spieren, waardoor de bewegingskwaliteit en -controle verbetert, wat pijn kan verminderen.

Stabilisatieoefeningen

Stabilisatieoefeningen zijn oefeningen die de spieren rond de wervelkolom versterken. Deze spieren helpen de wervelkolom te ondersteunen en te bewegen. Bij rugpijn kunnen deze spieren zwak zijn, wat kan leiden tot meer pijn en bewegingsbeperkingen. Stabilisatieoefeningen helpen deze spieren te versterken en zo de pijn te verlichten en de mobiliteit te verbeteren.

Belangrijkste Stabilisatie Oefeningen voor Rugpijn

Verdeling van kernspier stabilisatie oefeningen voor rugpijn beheer.

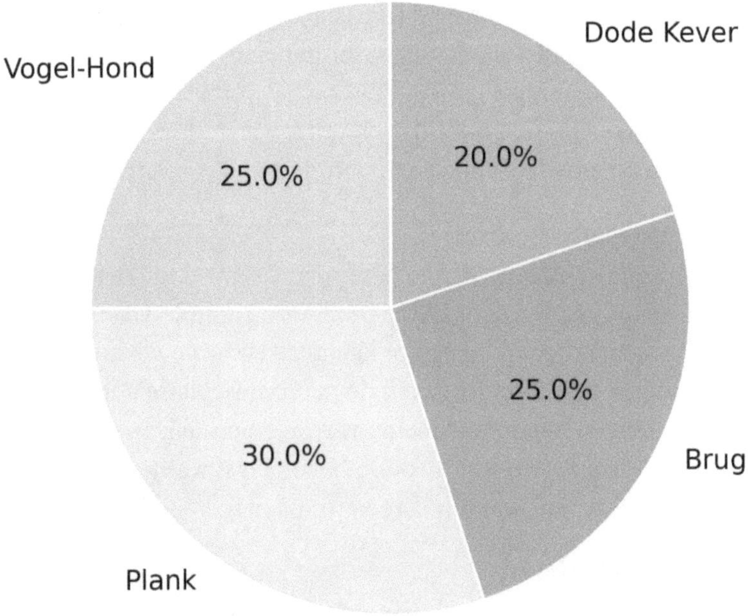

BHG: Brug

DKV: Dode Kever

PLK: Plank

VHG: Vogel-Hond

Deze grafiek benadrukt het belang van een evenwichtige benadering van kernspieren stabilisatie. Terwijl de plank een basisoefening is, zorgt het opnemen van bruggen, vogel-honden en dode kevers voor een uitgebreide versterking van verschillende spiergroepen die cruciaal zijn voor spinale stabiliteit en pijnvermindering. Het prioriteren van deze oefeningen kan de houding verbeteren, pijntriggers verminderen en de algehele functionele beweging verbeteren.

Concrete adviezen

- Voel bewust de delen van uw lichaam die de grond of ondergrond raken en verdeel uw gewicht gelijkmatig.
- Richt uw aandacht op uw ademhaling en observeer hoe uw borstkas en buik omhoog en omlaag bewegen bij het in- en uitademen. Gebruik de adem om de pijnperceptie te beïnvloeden.
- Ontwikkel een innerlijk beeld van uw rug en visualiseer hoe de spieren ontspannen en de pijn afneemt.
- Neem dagelijks de tijd voor een korte zelfmassage. Strijk met uw vingertoppen of een spiky bal zachtjes over de pijnlijke gebieden.
- Verken de grenzen van uw pijntolerantie door geleidelijke bewegingstoename. Overschrijd deze grenzen echter niet.
- Verander uw perspectief op de pijn. Beschouw het niet als een vijand, maar als een signaal van uw lichaam.
- Accepteer de pijn als onderdeel van uw genezingsproces en concentreer u op uw vooruitgang.
- Zoek een rustige plek en luister naar de geluiden om u heen. Deze oefening leidt de aandacht af van de pijn.
- Stel u voor hoe met elke ademhaling verse energie uw lichaam binnenstroomt en de pijn zachtjes wegspoelt.
- Richt uw aandacht op positieve lichaamsgevoelens, zoals warmte, tinteling of ontspanning.
- Ontwikkel een persoonlijk mantra dat u helpt om met pijn om te gaan, bijvoorbeeld "Ik ben sterk en kan de pijn aan".
- Verbind u met uw innerlijke wijsheid en vertrouw erop dat uw lichaam de capaciteit tot zelfgenezing bezit.

4. 3 Duurzaam Herstel

Duurzame genezing van rugpijn vereist meer dan alleen de behandeling van acute klachten. Het omvat de aanpassing van gedragingen en de ontwikkeling van langetermijnstrategieën om terugvallen te voorkomen en de levenskwaliteit te verbeteren. Dit houdt rekening met fysieke, mentale en sociale factoren die het genezingsproces beïnvloeden. Chronische rugpijn is complex en vereist een holistische benadering. Succesvolle strategieën houden rekening met de individuele levensomstandigheden en combineren verschillende therapievormen met veranderingen in levensstijl. Deze weg kan uitdagend zijn, maar leidt tot een duurzame omgang met pijn en een verbeterd welzijn. Lees verder om de basisprincipes voor uw duurzame genezing te ontdekken.

Duurzame genezing van rugpijn betekent terugvallen zien als kansen om de herstelstrategie te optimaliseren en op lange termijn levensstijl en denkwijze te veranderen.

<u>Terugvalpreventie</u>

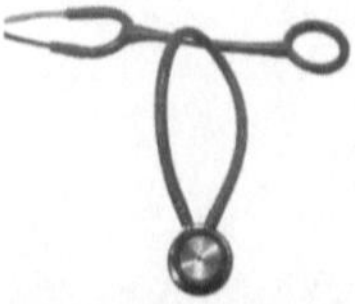

Terugvalpreventie is cruciaal voor het langdurig herstel van rugpijn. Een terugval is geen teken van falen van de therapie, maar een onderdeel van het herstelproces [s102]. Het signaleert de noodzaak om de behandelingsstrategie aan te passen. Zo kan bijvoorbeeld de huidige therapie worden aangepast of kan een nieuwe behandelmethode worden geprobeerd [s102]. Vroegtijdige herkenning van waarschuwingssignalen is van groot belang voor een succesvolle terugvalpreventie [s103]. Terugvallen ontstaan vaak door het negeren van fundamentele regels en het vermijden van noodzakelijke veranderingen in de levensstijl [s103]. <u>Cognitieve therapie</u> en <u>Lichaam-Geest-Ontspanning</u> helpen om gezonde copingstrategieën te leren en zo terugvallen te voorkomen [s103]. Een patiënt die regelmatig lichte rek- en strekoefeningen in zijn dagelijks leven integreert, verbetert zijn flexibiliteit en versterkt de rugspieren, waardoor het risico op opnieuw pijn vermindert. Terugvallen bieden de kans om de oorzaken te analyseren en de herstelstrategie te optimaliseren [s104]. Ze zijn onderdeel van een leerproces dat bijdraagt aan een duurzame gedragsverandering [s104]. In plaats van een terugval als een definitief falen te beschouwen, zou deze als een kans moeten worden gezien om de eigen strategieën te verbeteren [s104].

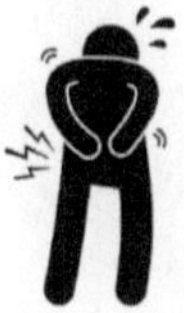

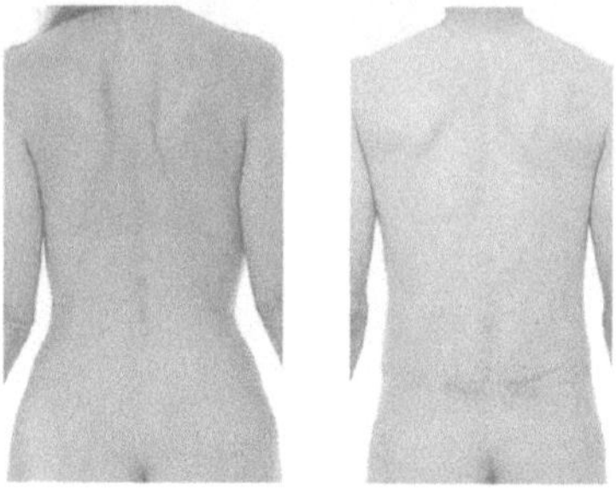

rugspieren [i18]

Goed om te weten

Cognitieve therapie

Een vorm van psychotherapie die gericht is op het herkennen en veranderen van negatieve denkpatronen en gedragingen die bijdragen aan of rugpijn verergeren. Het helpt om de waarneming van pijn en de reacties daarop te beïnvloeden.

Lichaam-Geest-Ontspanning

Technieken die lichaam en geest met elkaar verbinden om stress te verminderen en ontspanning te bevorderen. Voorbeelden hiervan zijn yoga, meditatie en tai chi. Deze praktijken kunnen helpen om spierspanning te verlichten en de pijntolerantie te verbeteren.

Terugvalpreventie

Maatregelen die worden genomen om het heroptreden van rugpijn na een behandeling te voorkomen. Ze richten zich op langdurige strategieën om de rug te versterken en gedragingen te veranderen die tot pijn kunnen leiden.

Voorkomen van Terugval van Rugpijn

Vergelijking van Preventieve Maatregelen

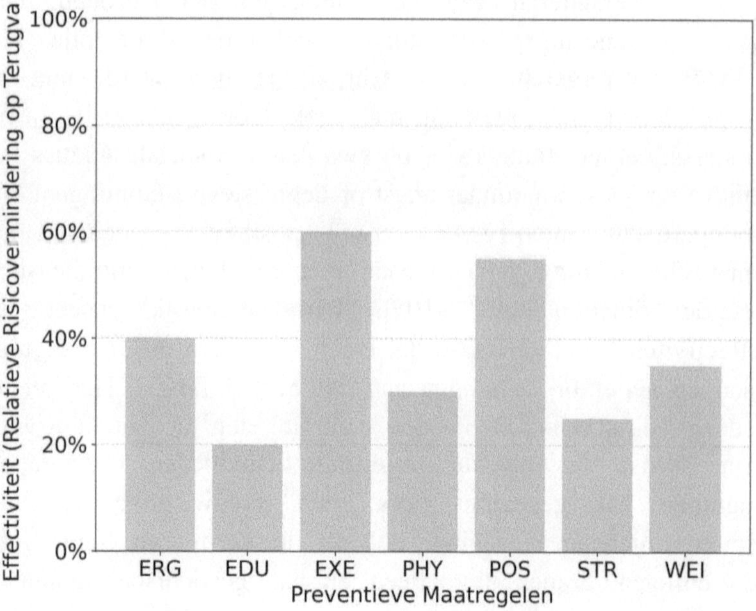

EDU: Voorlichting over de Rug

EXE: Regelmatig Bewegen

POS: Correcte Houding

WEI: Gewichtsbeheersing

ERG: Ergonomische Opstelling

PHY: Fysiotherapie

STR: Stressmanagement

Deze grafiek laat de effectiviteit zien van verschillende preventieve maatregelen tegen terugval van rugpijn. Regelmatig bewegen en een correcte houding hebben de grootste impact, wat suggereert dat ze een cruciale rol spelen in de gezondheid van de rug op lange termijn. Hoewel professionele begeleiding (zoals fysiotherapie) waardevol is, is de impact ervan in deze visualisatie minder uitgesproken, mogelijk vanwege het tijdgebonden karakter ervan in vergelijking met ingesleten gewoonten zoals bewegen en houding. Focussen op het opbouwen van consistente bewegings- en houdingsroutines zal waarschijnlijk de meest significante, duurzame resultaten opleveren in het voorkomen van toekomstige rugproblemen.

Gedragsaanpassing

Gedragsaanpassing in de context van rugpijn betekent het veranderen van gewoonten en denkpatronen die het genezingsproces kunnen belemmeren of pijn kunnen verergeren [s105]. Chronische pijn wordt niet alleen beïnvloed door fysieke factoren, maar ook door psychosociale aspecten zoals stress, eerdere trauma's of de kwaliteit van sociale relaties [s105]. Negatieve emoties, waaronder angst of depressieve stemmingen, kunnen de pijnperceptie intensiveren, terwijl positieve gevoelens en een optimistische houding gepaard gaan met een lagere pijnintensiteit en verbeterde functionaliteit [s105]. Een belangrijk aspect is de zelfeffectiviteit – het geloof in het eigen vermogen om met de pijn om te gaan en actief bij te dragen aan het herstel [s105]. Het versterken van deze zelfeffectiviteit is een centrale stap in het omgaan met rugpijn. Naast de mentale instelling beïnvloeden ook dagelijkse gedragingen het genezingsproces. Een evenwichtige voeding en regelmatige lichaamsbeweging, ook in de vorm van lichte rek- en strekoefeningen, dragen niet alleen bij aan gewichtsbeheersing, maar bevorderen ook de beweeglijkheid en versterken de rugspieren [s106]. Ontspanningstechnieken kunnen helpen om stress te verminderen en de pijnperceptie te verlagen [s106]. Wie last heeft van rugpijn, moet zijn dagelijkse activiteiten evalueren om te bepalen welke activiteiten de pijn verergeren en welke verlichting bieden. In plaats van uitsluitend op medicijnen te vertrouwen, is het raadzaam om preventief actief te worden en op lange termijn de levensgewoonten aan te passen [s106]. Een patiënt die bijvoorbeeld na een lange werkdag achter de computer regelmatig korte wandelingen maakt en lichte rugoefeningen doet, kan zo actief spanningen verlichten en zijn spieren versterken. Deze multimodale_aanpak, die verschillende therapievormen en levensstijlveranderingen combineert, is cruciaal voor een duurzame pijnbeheersing [s106]. Daarbij is het belangrijk om rekening te houden met de individuele levensomstandigheden en bijkomende aandoeningen van de patiënt [s106].

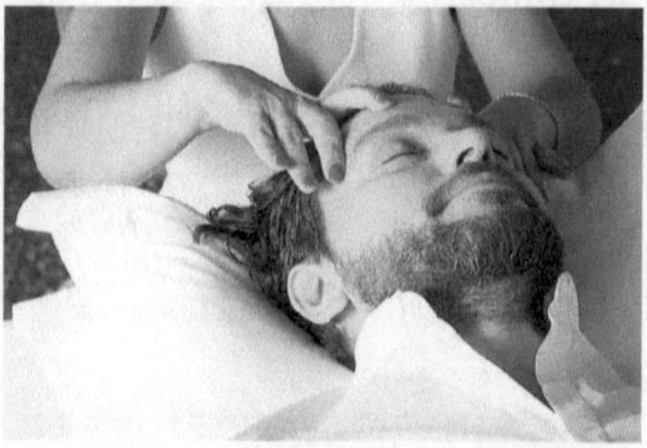

Ontspanningstechnieken [i19]

Goed om te weten

Chronische Pijn

Duren langere tijd aan en kunnen ook na het verdwijnen van de oorspronkelijke blessure of ziekte aanhouden. Ze vereisen vaak een uitgebreide behandelingsaanpak die zowel fysieke als psychosociale factoren in overweging neemt.

Psychosociale Aspecten

Verwijzen naar de interactie tussen psychologische en sociale factoren. In de context van rugpijn spelen stress, sociale ondersteuning en emotioneel welzijn een belangrijke rol in het genezingsproces.

Pijnvermindering door gedragsverandering

Correlatie tussen gedragsaanpassing en pijniveau.

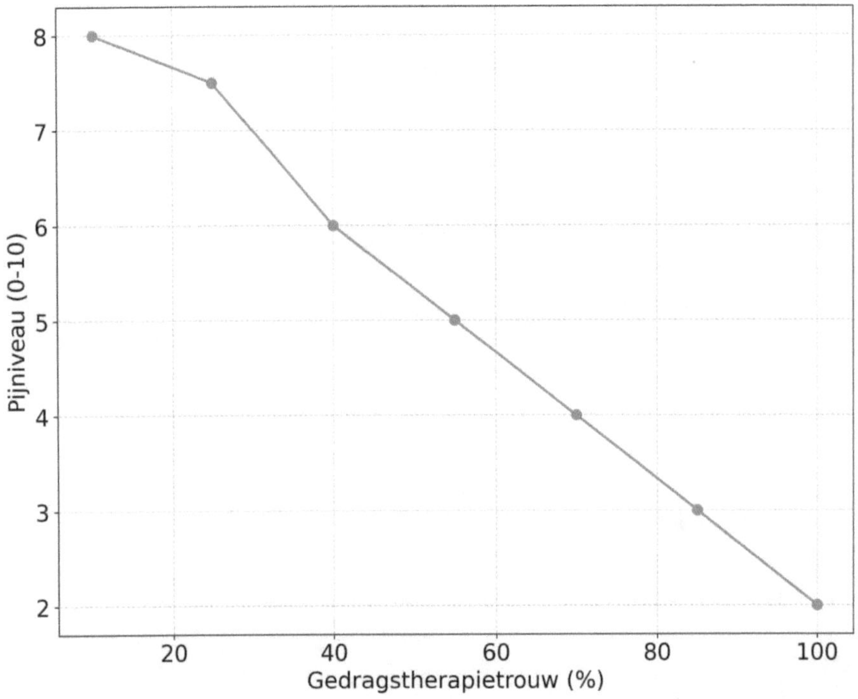

De grafiek toont een algemene trend van afnemende pijnniveaus naarmate de therapietrouw aan de voorgeschreven gedragsaanpassingen toeneemt. Aanvankelijke vooruitgang kan traag zijn, maar consistente inspanning leidt tot significantere en duurzamere pijnvermindering in de loop van de tijd. Plateaus kunnen voorkomen, wat het belang benadrukt van voortdurende therapietrouw en mogelijke aanpassingen aan het gedragsplan.

Langetermijnstrategieën

Langetermijnstrategieën voor het omgaan met rugpijn zijn gericht op duurzame veranderingen in levensstijl en denkwijze. De biopsychosociale aanpak benadrukt de gelaagde invloeden op pijnperceptie en lichamelijke beperkingen [s107]. Fysiologische, psychologische en sociale factoren werken hierbij samen. Positieve emoties en een optimistische houding kunnen de pijnperceptie beïnvloeden en de functionaliteit verbeteren door als een soort buffer tegen de negatieve effecten van pijn te fungeren [s107]. Omgekeerd kunnen negatieve sociale interacties of traumatische ervaringen de pijnlast verergeren [s107]. Een patiënt die bijvoorbeeld steun en begrip ervaart in zijn sociale omgeving, kan pijn vaak beter hanteren dan iemand die zich geïsoleerd en onbegrepen voelt. Het geloof in de eigen mogelijkheid om pijn te beheersen en actief bij te dragen aan herstel (zelfeffectiviteit) is ook cruciaal voor het succes van de behandeling [s107]. Deze zelfeffectiviteit kan worden bevorderd door verschillende methoden, zoals cognitieve_gedragstherapie of ontspanningstechnieken. Naast de mentale instelling spelen ook concrete gedragingen een rol.

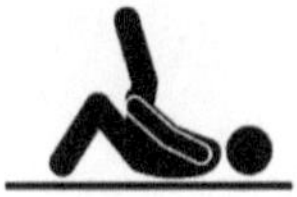

Regelmatige lichaamsbeweging, rugvriendelijk gedrag in het dagelijks leven en een evenwichtige voeding ondersteunen de lichamelijke gezondheid en kunnen pijn verlichten. Wie bijvoorbeeld op kantoor werkt, kan door regelmatig korte pauzes voor beweging en ergonomische aanpassingen van de werkplek klachten voorkomen. Ontspanningstechnieken, zoals progressieve_spierontspanning of zelfbewustzijnsoefeningen, helpen om stress te verminderen, die vaak pijnklachten verergert. De langetermijnstrategie bestaat uit het rekening houden met de individuele behoeften en levensomstandigheden en het ontwikkelen van een persoonlijke omgang met de pijn die zowel lichamelijke als psychosociale aspecten omvat.

Goed om te weten

Biopsychosociale aanpak

Deze aanpak beschouwt rugpijn niet alleen als een puur lichamelijk probleem, maar houdt ook rekening met de interacties tussen biologische, psychologische en sociale factoren die bijdragen aan de ontwikkeling en instandhouding van pijn. Een holistische behandelingsstrategie die al deze aspecten in overweging neemt, is cruciaal voor duurzame genezing.

Zelfbewustzijnsoefeningen

Zelfbewustzijnsoefeningen bevorderen de bewuste waarneming van lichaamssensaties, gedachten en gevoelens, zonder deze te beoordelen. Ze kunnen helpen om stress te verminderen, de lichaamswaarneming te verbeteren en een bewustere omgang met pijn te ontwikkelen, wat kan bijdragen aan een langdurige verbetering van het welzijn.

Strategieën voor Langdurige Rugpijnbehandeling

Verdeling van effectieve langetermijnstrategieën voor het behandelen van rugpijn.

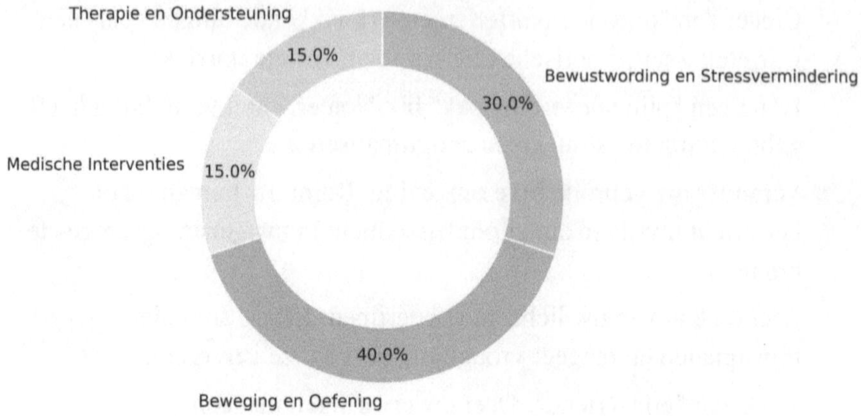

BenO: Beweging en Oefening

BenS: Bewustwording en Stressvermindering

MedI: Medische Interventies

TenO: Therapie en Ondersteuning

Het grootste segment benadrukt het belang van Beweging en Oefening, wat de cruciale rol ervan in herstel en langdurige ruggezondheid benadrukt. Bewustwording en Stressvermindering vertegenwoordigt een aanzienlijk deel, wat de impact van psychologische factoren op pijnbehandeling aangeeft. Medische Interventies en Therapie en Ondersteuning spelen elk een rol, hoewel kleiner, wat de noodzaak van een holistische aanpak aantoont die zowel fysiek als mentaal welzijn omvat.

Concrete adviezen

- Verbind uw ademhaling met de beweging: Adem diep in bij het tillen of strekken en adem uit bij het laten zakken of buigen.
- Stel u uw pijn voor als een tastbaar object en visualiseer hoe het met elke uitademing kleiner wordt en verdwijnt.
- Ontwikkel een persoonlijk bewegingsmantra die u tijdens uw oefeningen herhaalt, bijvoorbeeld: "Kracht en flexibiliteit groeien met elke ademhaling".
- Creëer een "pijn-noodkoffer" met verkwikkende dingen zoals een warmtekussen, etherische oliën of uw favoriete muziek.
- Houd een "pijn-succesdagboek" bij: Noteer wat u verlichting heeft gebracht om uw strategieën te optimaliseren.
- Verander uw gebruikelijke omgeving: Ruim uw bureau op of herinricht uw slaapkamer om frisse lucht in uw genezingsproces te brengen.
- Leer de taal van uw lichaam te begrijpen: Let op subtiele pijnsignalen en reageer vroegtijdig voordat ze verergeren.
- Zoek een "pijn-vriend": Deel uw ervaringen met een vertrouwenspersoon en motiveer elkaar.
- Ontwikkel een ritueel dat het einde van een pijnervaring markeert, bijvoorbeeld een ontspannend bad of meditatie.
- Beschouw uw lichaam als uw bondgenoot in het genezingsproces en verzorg het met aandacht en respect.
- Maak gebruik van de kracht van positieve affirmaties: Zeg meerdere keren per dag tegen uzelf "Mijn lichaam geneest, ik word sterker".
- Verbind u met de natuur: Een wandeling in het bos of het observeren van de zonsondergang kan uw zelfhelende krachten activeren.
- Vier elke kleine vooruitgang in het genezingsproces en beloon uzelf voor uw doorzettingsvermogen en moed.

Terugblik - 4. Genezingsproces en Verlichting

De weg naar genezing en verlichting van rugpijn is een individueel proces dat actieve betrokkenheid en begrip van de complexe samenhangen tussen lichaam en geest vereist. Na een passende rustperiode, die moet worden afgestemd op de pijnintensiteit, is een geleidelijke opbouw van activiteit cruciaal. Begin met zachte, aerobe activiteiten zoals zwemmen of wandelen. Let daarbij altijd op uw pijngrens en verhoog de intensiteit en duur van de belasting langzaam en gecontroleerd. Integreer vanaf het begin rek oefeningen om de flexibiliteit van de rugspieren te verbeteren en spanningen te verlichten. Vul uw programma aan met gerichte krachttraining die de rompspieren versterkt en de wervelkolom stabiliseert. Een fysiotherapeut kan u helpen bij het opstellen van een individueel trainingsplan en het correct uitvoeren van de oefeningen.

Het beheersen van uw rugpijn vereist meer dan alleen beweging. Een uitgebreide pijnbeoordeling die rekening houdt met uw individuele pijnervaringen, -triggers en -verlichtingsfactoren is essentieel. Communiceer openhartig met uw arts of therapeut over de aard, locatie en intensiteit van uw pijn. Wees niet bang om ook over uw angsten en zorgen te spreken. Naast medicamenteuze therapie kunnen zelfhulpmethoden zoals ontspanningstraining, biofeedback of cognitieve gedragstherapie u helpen actief invloed uit te oefenen op uw pijnervaring en uw zelfeffectiviteit te versterken. Integreer positieve activiteiten in uw dagelijks leven die u vreugde brengen en u helpen de pijn op de achtergrond te laten treden.

Om terugvallen te voorkomen, is het belangrijk om uw gedragingen en gewoonten op lange termijn te analyseren en aan te passen. Let op waarschuwingssignalen van uw lichaam en reageer vroegtijdig op veranderingen in de pijnervaring. Reflecteer op uw eerdere ervaringen met rugpijn en gebruik deze om uw copingstrategieën te optimaliseren. Integreer rugvriendelijk gedrag in uw dagelijks leven, zowel op het werk als in uw vrije tijd. Vul uw bewegingsroutine aan met lichaam-geest ontspanningstechnieken zoals yoga of meditatie om stress te verminderen en uw pijntolerantie te verbeteren.

De sleutel tot langdurig succes ligt in een holistische benadering die fysieke, psychische en sociale factoren in overweging neemt. Stel realistische doelen en concentreer u op kleine, maar constante vooruitgangen. Zie terugvallen niet als mislukkingen, maar als waardevolle leerervaringen op uw weg naar een pijnvrij en actief leven. Met geduld, doorzettingsvermogen en de juiste ondersteuning kunt u uw rugpijn duurzaam verlichten en uw levenskwaliteit verbeteren.

5. Specifieke Oefenprogramma's

Wie kent niet het gevoel wanneer de rug weer eens pijn doet en je je afvraagt welke oefeningen echt helpen? De juiste combinatie van gerichte bewegingen kan het beslissende verschil maken tussen aanhoudende klachten en duurzame verbetering. Een doordacht oefenprogramma houdt rekening met zowel de individuele behoeften als wetenschappelijk onderbouwde inzichten over ruggezondhcid. Dit hoofdstuk laat u stap voor stap zien hoe u uw persoonlijke trainingsprogramma kunt opbouwen en optimaal in uw dagelijkse leven kunt integreren. Laten we samen ontdekken welke specifieke oefeningen uw rug duurzaam zullen versterken.

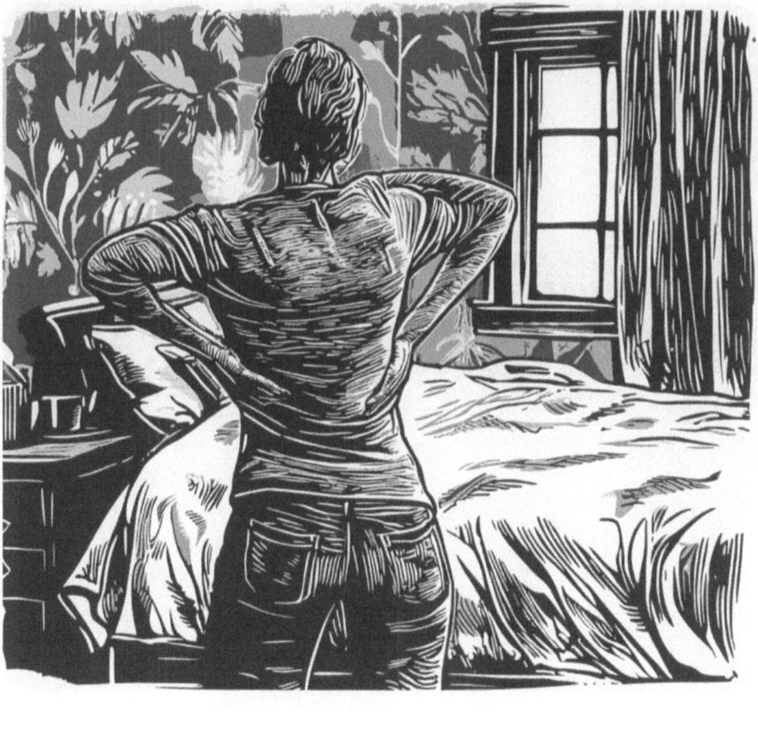

5. 1 Krachtoefeningen

Rompstabilisatie is essentieel voor een gezonde rug. Tekorten in de lokale en globale rompspieren kunnen pijn en bewegingsbeperkingen veroorzaken. Krachttrainingsoefeningen pakken deze problemen aan en verbeteren de neuromusculaire controle. Dit hoofdstuk presenteert specifieke oefenprogramma's die zowel ter preventie als ter verlichting van lumbale rugklachten en lage rugpijn kunnen worden ingezet. U leert hoe gerichte training de stabiliteit van uw wervelkolom verbetert en uw kwaliteit van leven verhoogt. Ontdek nu effectieve oefeningen voor een sterke en pijnvrije rug.

> *Gerichte training van de diepere spieren, vooral in combinatie met functionele oefeningen, verbetert de stabiliteit en vermindert rugpijn op duurzame wijze.*

Rompstabilisatie

Rompstabilisatie beschrijft het vermogen om de wervelkolom te controleren en binnen zijn natuurlijke grenzen te bewegen. Dit vermogen is gebaseerd op een complex samenspel van passieve structuren (bijv. ligamenten), actieve spieren en neuronale aansturing [s108]. Vereenvoudigd gezegd zorgt een stabiele romp voor een optimale krachtoverdracht en beschermt het de wervelkolom tegen overbelasting. De rompspieren kunnen worden onderverdeeld in lokale en globale spieren [s108]. De lokale spieren, zoals de *Transversus abdominis* en de *Multifidi*, liggen diep en stabiliseren de wervelkolom direct. De globale spieren, zoals de *Rectus abdominis* (rechte buikspier) en de rugstrekkers, maken grotere bewegingen mogelijk. Bij rugpijn zijn deze rekruteringspatronen vaak verstoord, wat de stabiliteit beïnvloedt [s108]. Zo kan bijvoorbeeld het optillen van een licht voorwerp al pijn veroorzaken als de lokale spieren niet goed worden geactiveerd. Kernstabilisatie-oefeningen zijn gericht op het corrigeren van deze disbalansen en het verbeteren van de neuromusculaire controle [s109]. Studies tonen aan dat gerichte training van de diepe spieren, met name van de *Transversus abdominis* en de *Multifidi*, leidt tot significante pijnverlichting en verbetering van de functionaliteit bij chronische rugpijn [s109] [s110]. Deze training kan met eenvoudige oefeningen, zonder speciale apparatuur, worden uitgevoerd en is dus ook geschikt voor thuis oefenen [s110]. Naast pijnverlichting verbeteren kernstabilisatie-oefeningen ook de proprioceptie, het evenwicht en de spierkracht [s111]. Hierdoor wordt niet alleen de stabiliteit van de wervelkolom verbeterd, maar ook de angst voor beweging verminderd [s111]. Verder verhogen kernstabilisatie-oefeningen de trunkale beweeglijkheid, met name flexie (buiging) en extensie (strekking) in het sagittale vlak en verbeteren de kwaliteit van leven [s112]. Deze oefeningen zouden daarom in revalidatieprogramma's moeten worden geïntegreerd [s112]. Ook voor atleten zijn

kernstabilisatie-oefeningen relevant. Ze verbeteren de kern-uithoudingsvermogen, heupkracht en kniekinematiek en kunnen zo het risico op blessures, vooral bij landingen, verminderen [s113]. Atleten zouden deze oefeningen daarom in hun warming-up routines moeten integreren [s113]. Kernstabilisatie-oefeningen kunnen worden beschouwd als een kosteneffectieve methode voor de behandeling van rugpijn, die patiënten helpt hun symptomen zelf te beheren en de afhankelijkheid van zorgverleners te verminderen [s114].

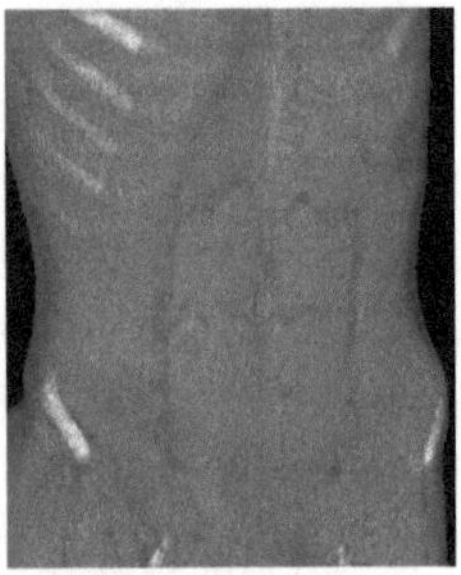

Rechte buikspier [i20]

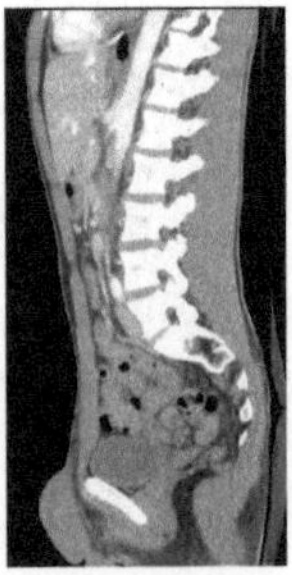

Sagittaal vlak [i21]

Goed om te weten

Kernstabilisatie-oefeningen

Kernstabilisatie-oefeningen zijn gericht op het versterken van de spieren rond de wervelkolom en het verbeteren van de stabiliteit van de romp. Dit kan helpen om rugpijn te verminderen en de lichaamshouding te optimaliseren.

Rectus abdominis

De Rectus abdominis, ook bekend als rechte buikspier, is een globale spier die betrokken is bij bewegingen van de romp en door gerichte training de stabiliteit van de wervelkolom ondersteunt.

sagittale vlak

Het sagittale vlak verwijst naar het bewegingsvlak dat het lichaam in links en rechts verdeelt. Oefeningen in het sagittale vlak, zoals voorwaartse buigingen en achterwaartse strekking, zijn belangrijk voor de beweeglijkheid van de wervelkolom.

trunkale beweeglijkheid

De beweeglijkheid van de romp (trunkale beweeglijkheid) speelt een belangrijke rol voor de algemene fitheid en kan door gerichte oefeningen worden verbeterd, wat kan bijdragen aan de vermindering van rugpijn.

Effectiviteit van rompstabilisatie

Oefening-effectiviteit bij rugpijn

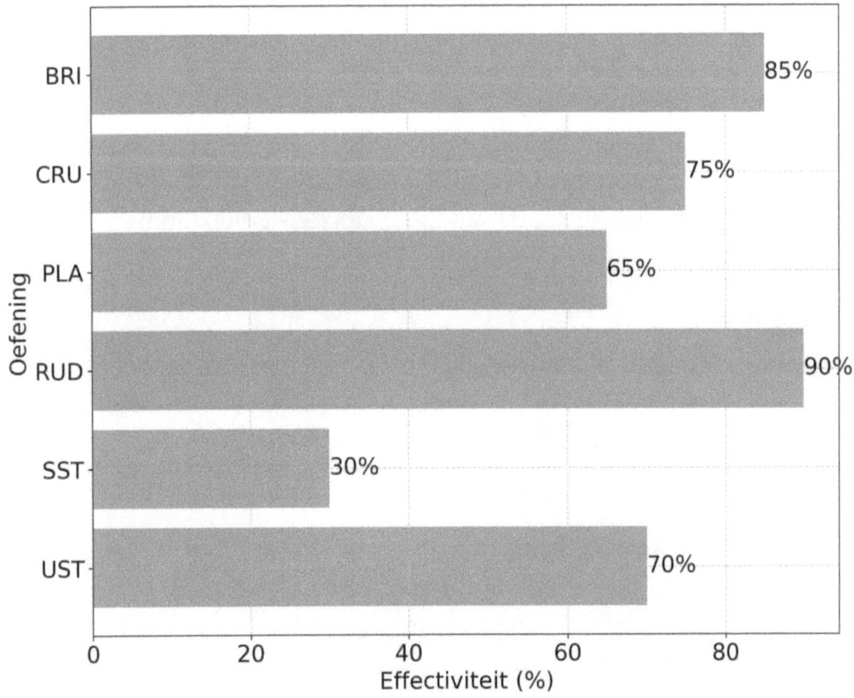

BRI: Bird-Dog

CRU: Crunches

PLA: Plank

RUD: Roeien

SST: Zijwaartse Plank

UST: Onderarmondersteuning

Het horizontale staafdiagram toont de effectiviteit van verschillende krachtoefeningen voor rompstabilisatie. Oefeningen zoals de onderarmondersteuning en de zijwaartse ondersteuning laten een hoge effectiviteit zien, terwijl crunches minder effectief lijken te zijn voor het stabiliseren van de romp en dus voor het voorkomen/verlichten van rugpijn.

Diepe spieren

De diepe spieren, bestaande uit kleine, diep gelegen spieren langs de wervelkolom, spelen een cruciale rol in de stabiliteit en functie van de rug. In tegenstelling tot de oppervlakkige spieren, die verantwoordelijk zijn voor grote bewegingen, werkt deze diepe musculatuur meer op de achtergrond en stabiliseert de wervelkolom bij dagelijkse bewegingen. Gerichte training van deze spieren kan de activatiepatronen van de spieren positief beïnvloeden en zo de stabiliteit van de wervelkolom verbeteren [s115]. Dit betekent dat door regelmatige training de spieren leren zich op de juiste momenten te activeren en zo de wervelkolom optimaal te ondersteunen. Studies tonen aan dat gerichte oefeningen de bewuste en automatische activatie van de buikspieren, met name de transversus abdominis, kunnen verbeteren [s115]. Dit heeft een positieve invloed op de stabilisatie van de wervelkolom en kan rugpijn voorkomen of verlichten. Een voorbeeld van een dergelijke oefening is het bewust aanspannen van de bekkenbodem in combinatie met het intrekken van de buik, terwijl men in rugligging de benen optilt. Belangrijk is daarbij de beweging langzaam en gecontroleerd uit te voeren en op een correcte ademhaling te letten. Hoewel de therapeutische effecten van stabilisatieoefeningen niet altijd direct kunnen worden toegeschreven aan specifieke veranderingen in de functie van de diepe spieren, hebben studies toch een significante toename van de vrijwillige activatie van de transversus abdominis vastgesteld na een 9-weken durend trainingsprogramma [s116]. Dit suggereert dat naast de fysiologische aanpassingen ook psychologische factoren, zoals de vermindering van pijncatastrofisering, een belangrijke rol kunnen spelen bij de verbetering van de klachten [s116]. Door het trainen van de diepe spieren wordt niet alleen de stabiliteit verbeterd, maar ook het lichaamsgevoel en de waarneming van de eigen bewegingen getraind, wat op lange termijn kan bijdragen aan een betere houding en een vermindering van rugpijn.

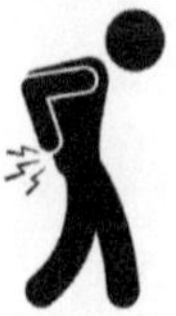

Goed om te weten

Activatiepatronen

Activatiepatronen beschrijven hoe verschillende spieren samenwerken om bewegingen uit te voeren en de wervelkolom te stabiliseren. Een optimaal activatiepatroon zorgt voor een gelijkmatige belasting en voorkomt verkeerde houdingen.

Pijncatastrofisering

Pijncatastrofisering beschrijft de neiging om pijn overdreven negatief te beoordelen en te vrezen. Dit kan de pijnervaring versterken en het herstel belemmeren. Training kan helpen deze negatieve beoordeling te verminderen.

Transversus abdominis

De transversus abdominis is een belangrijk onderdeel van de diepe spieren en speelt een cruciale rol bij de stabilisatie van de lumbale bekken-heupregio. Het versterken ervan verbetert de rompstabiliteit en kan rugpijn voorkomen.

Diepe Spieroefeningen voor Rugpijn

Effectiviteit, duur en intensiteit van diepe spieroefeningen voor verlichting van rugpijn.

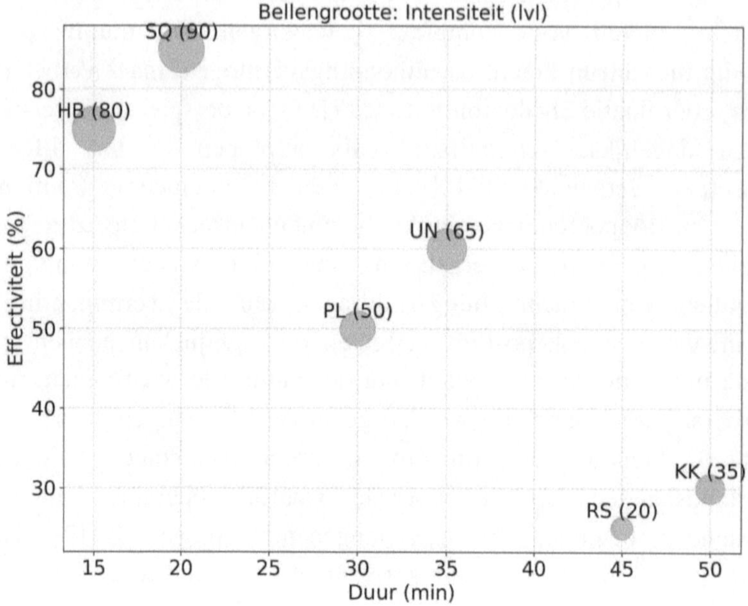

Blasengröße: Intensiteit (lvl)

HB: Heupbruggen

PL: Plank

SQ: Squats

KK: Kat-koe houding

RS: Rug stretches

UN: Lunges

Oefeningen met een hogere intensiteit, die minder tijd vergen, vertonen een sterke correlatie met effectiviteit bij het verlichten van rugpijn. Oefeningen met een gemiddelde intensiteit, ondanks langere duur, laten minder effectiviteit zien. Oefeningen met een lage intensiteit, hoewel tijdrovend, hebben een minimale impact op rugpijn. Dit suggereert dat focussen op oefeningen met een hogere intensiteit een efficiëntere aanpak kan zijn voor het beheersen van rugpijn.

Functionele training

Functionele training is gericht op het verbeteren van bewegingspatronen die in het dagelijks leven of in de sport nodig zijn. Het gaat hierbij minder om geïsoleerde spiergroepen, maar om de gecoördineerde activatie van meerdere spieren voor complexe bewegingen. Dit trainingsprincipe verhoogt niet alleen kracht en uithoudingsvermogen, maar verbetert ook balans, coördinatie en flexibiliteit [s117]. Door de spieren te versterken, worden dagelijkse activiteiten, zoals traplopen of het tillen van voorwerpen, vergemakkelijkt [s117]. Een gecombineerde training van kracht- en loopoefeningen blijkt bijzonder effectief te zijn bij het verlichten van pijn in vergelijking met puur krachttraining [s118]. Bovendien kan krachttraining bijdragen aan de vermindering van lichaamsvet, wat ook positieve effecten op rugpijn kan hebben [s118]. Om de motivatie en effectiviteit van de training te waarborgen, moeten de programma's regelmatig worden gevarieerd en aangepast [s118]. Een voorbeeld hiervan zou zijn om de oefeningen met gewichten of weerstandsbanden uit te voeren, waarbij beginners met lage weerstanden beginnen en deze langzaam verhogen [s117]. Het is belangrijk om tijdens de training regelmatig en diep te ademen [s117]. Functionele training biedt dus een holistische benadering voor het verbeteren van de fysieke prestaties en het verlichten van rugpijn. Het ondersteunt de uitvoering van dagelijkse taken en bevordert de algehele gezondheid. Functionele training kan vooral bij oudere mensen bijdragen aan het vertragen van de leeftijdsgebonden afname van spiermassa en -kracht, de zogenaamde sarcopenie [s119]. Dit heeft een positieve invloed op de mobiliteit en onafhankelijkheid in het dagelijks leven. Weerstands oefeningen, zoals gewichtheffen of het gebruik van weerstandsbanden, stellen de spieren op de proef en bevorderen de spieropbouw [s119]. Naast de versterking heeft functionele training ook positieve effecten op de stofwisseling en kan het zo overgewicht op latere leeftijd tegengaan [s119]. Groepstrainingen kunnen de motivatie en sociale interactie bevorderen, wat de langdurige deelname aan trainingsprogramma's ondersteunt [s119]. Bij het ontwerpen van functionele training is een individuele aanpassing aan de behoeften van de deelnemer essentieel [s120]. Factoren zoals leeftijd, geslacht, medische voorgeschiedenis en trainingsdoelen beïnvloeden de selectie en intensiteit van de oefeningen. In de revalidatie na blessures of ziekten begint de training met een lage intensiteit en wordt deze geleidelijk verhoogd naar kracht- en prestatie training [s120]. Meervoudige oefeningen, die meerdere spiergroepen tegelijkertijd aanspreken, zijn bijzonder effectief voor de spier- en botgezondheid [s120]. De beschikbaarheid van trainingsapparatuur en de trainingsfrequentie moeten ook bij de planning in overweging worden genomen [s120]. Hoewel functionele training de pijnperceptie bij chronische pijn kan verminderen, varieert de effectiviteit afhankelijk van het type en de intensiteit van de oefeningen [s121]. Verdere onderzoeken met grotere steekproeven en langere studieperiodes zijn nodig om de effectiviteit van functionele training uitgebreider te beoordelen [s121].

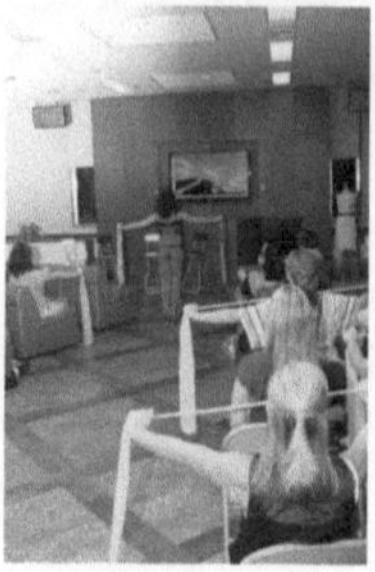

Weerstandsbanden [i22]

Goed om te weten

Meervoudige oefeningen

Meervoudige oefeningen betrekken meerdere gewrichten en spiergroepen tegelijkertijd, waardoor ze bijzonder effectief zijn voor het opbouwen van kracht en stabiliteit in de rug. Voorbeelden hiervan zijn squats of deadlifts.

Sarcopenie

Sarcopenie beschrijft het leeftijdsgebonden verlies van spiermassa en -kracht, wat kan leiden tot bewegingsbeperkingen en een verhoogd risico op vallen. Gerichte training kan dit proces tegengaan.

Weerstands oefeningen

Weerstands oefeningen, zoals met gewichten of weerstandsbanden, verhogen de belasting op de spieren en stimuleren zo de spiergroei en krachtontwikkeling. Ze zijn een centraal onderdeel van functionele training ter versterking van de rug.

Componenten Functionele Training voor Rugpijn

Verdeling van oefeningen binnen een functioneel trainingsprogramma ontworpen om rugpijn te verlichten.

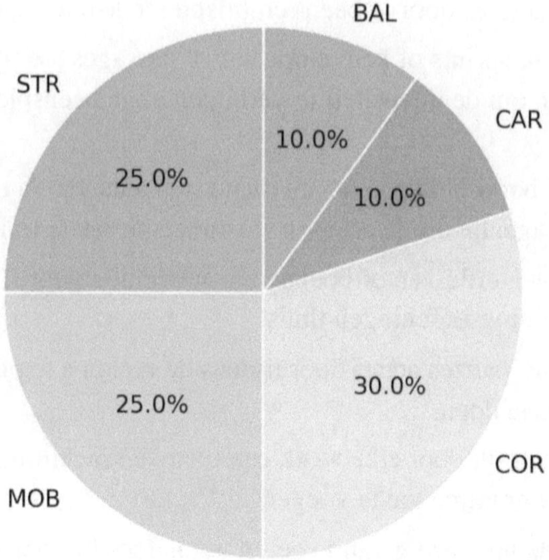

BAL: Balanstraining (bijv. staan op één been, boomhouding)

CAR: Cardiovasculaire training (bijv. wandelen, zwemmen)

COR: Core-versterking (bijv. plank, bird-dog)

MOB: Mobiliteit en Flexibiliteit (bijv. kat-koe, hamstring stretches)

STR: Krachttraining (bijv. squats, rows)

Deze grafiek benadrukt het belang van een evenwichtige benadering van functionele training voor rugpijn. Core-versterking vormt de basis en benadrukt de cruciale rol ervan in spinale stabiliteit. Mobiliteits- en flexibiliteitsoefeningen zijn essentieel voor het verbeteren van de bewegingsvrijheid en het verminderen van stijfheid, terwijl krachttraining zich richt op het opbouwen van ondersteunende spieren. Balanstraining verbetert proprioceptie en lichaamsbewustzijn, wat bijdraagt aan blessurepreventie. Het opnemen van cardiovasculaire oefeningen verbetert de algehele fitheid en het uithoudingsvermogen, wat indirect de ruggezondheid ten goede kan komen.

Concrete adviezen

- Gebruik traptreden voor korte, intensieve krachttrainingsoefeningen zoals kuitenheffen of lunges.
- Verander wachttijden bij de bushalte of in de supermarkt in mini-trainingssessies door je been- en bilspieren aan te spannen.
- Voeg korte sprints of heuvelopwaartse passages toe tijdens het wandelen om de intensiteit te verhogen en je beenspieren uit te dagen.
- Draag je boodschappen in een mand in plaats van in een winkelwagentje om je arm- en schouderspieren te trainen.
- Gebruik waterflessen of boeken als gewichten voor krachttrainingsoefeningen thuis.
- Maak je tv-pauzes actief door tijdens de reclame te push-ups, squats of sit-ups te doen.
- Daag jezelf uit door elke week een nieuwe krachttrainingsoefening aan je programma toe te voegen.
- Varieer de uitvoering van je oefeningen door bijvoorbeeld squats met één been of push-ups met verhoogde handen te doen.
- Visualiseer tijdens je oefeningen de aangesproken spieren en voel de kracht in je lichaam.
- Beloon jezelf voor regelmatig uitgevoerde krachttrainingsoefeningen met een activiteit die je plezier brengt.

5. 2 Mobilisatieoefeningen

Bewegingsbeperkingen en pijn in de rug beperken de levenskwaliteit aanzienlijk. Mobilisatie-oefeningen bieden hier een veelbelovende aanpak, doordat ze gericht inwerken op de spieren, pezen en banden van de wervelkolom. Hierdoor wordt niet alleen de beweeglijkheid verbeterd, maar ook de stabiliserende musculatuur geactiveerd – cruciaal voor een gezonde en pijnvrije rug. De correcte aansturing van de diepere spieren en de verhoging van de flexibiliteit spelen een centrale rol bij de preventie en behandeling van lumbale rugklachten. Een gericht oefenprogramma dat verschillende bewegingsrichtingen en posities in overweging neemt, kan de functionaliteit in het dagelijks leven aanzienlijk verbeteren en pijn verminderen. Ontdek in dit hoofdstuk hoe u door gerichte mobilisatie-oefeningen uw rugspieren kunt versterken, uw beweeglijkheid kunt verbeteren en rugpijn effectief kunt voorkomen.

> *Effectieve mobilisatie-oefeningen voor de rug vereisen een progressieve opbouw, die van de activatie van de diepe spieren via stabilisatie-oefeningen tot dynamische activiteiten reikt en zowel passieve als actieve, evenals neuronale controlemechanismen integreert.*

Wervelkolommobilisatie

Wervelkolommobilisatie omvat gerichte oefeningen die de beweeglijkheid en flexibiliteit van de wervelkolom verbeteren. Deze oefeningen richten zich op spieren, pezen en banden in de rug, wat de bewegingsvrijheid vergroot en de functionaliteit in het dagelijks leven ondersteunt [s122]. De verhoogde flexibiliteit verbetert de beweeglijkheid van de gewrichten en vergemakkelijkt de uitvoering van alledaagse activiteiten. Een belangrijk aspect is de activatie van de diepe, stabiliserende spieren, waaronder de Multifidus en de transversus_abdominis [s123]. De correcte aansturing van deze spieren is belangrijk om de wervelkolom te beschermen en pijn te voorkomen. Een gericht programma kan de stabiliteit van de wervelkolom verhogen en de juiste motorische patronen trainen, wat kan bijdragen aan een vermindering van rugpijn [s122]. De integratie van passieve, actieve en neuronale controlesystemen is essentieel voor een effectieve wervelkolommobilisatie [s124]. De opbouw van een oefenprogramma moet progressief plaatsvinden. Eerst richt men zich op de activatie van de lokale spieren, gevolgd door stabilisatieoefeningen en tenslotte dynamisch-functionele activiteiten. De oefeningen moeten in verschillende posities en bewegingsrichtingen worden uitgevoerd om de kernstabiliteit uitgebreid te verbeteren [s124]. Kernstabilisatietraining kan de rompbeweeglijkheid en de levenskwaliteit van patiënten verbeteren [s125]. Studies tonen significante verbeteringen in rompbeperkingen en functionele beweeglijkheid in vergelijking met traditionele therapieën, vooral in de sagittale rompbeweeglijkheid [s125]. Isometrische stabilisatieoefeningen kunnen ook bij patiënten met instabiele wervelkolommetastasen worden ingezet in het kader van een palliatief-analgetische radiotherapie [s126]. Een studie toonde aan dat de oefendosis en de specifieke spierkracht gedurende de training significant toenamen, hoewel aanpassingen van de oefeningen vanwege pijn, zwakte of immobiliteit vaak noodzakelijk waren [s126]. De combinatie van mobilisatie- en stabilisatieoefeningen verbetert aantoonbaar de spierkracht en beweeglijkheid van de wervelkolom bij patiënten met chronische rugpijn [s127]. De flexibiliteit van de wervelkolom en daarmee de beweeglijkheid namen significant toe door de mobilisatie [s127]. Een consistent trainingsprogramma kan helpen om een vertraagde activatie van de diepe spieren te corrigeren, wat terugvallen en chronische pijn kan voorkomen [s123]. Regelmatige training die de segmentale stabiliteit bevordert, kan ook zonder structurele defecten rugpijn tegengaan [s123]. Een oefening voor de stabilisatie van de lendenwervelkolom is de brug, waarbij men in rugligging de knieën buigt, de voeten plat op de grond plaatst en het bekken optilt totdat lichaam en dijen een rechte lijn vormen. Deze positie enkele seconden vasthouden en de oefening meerdere keren herhalen.

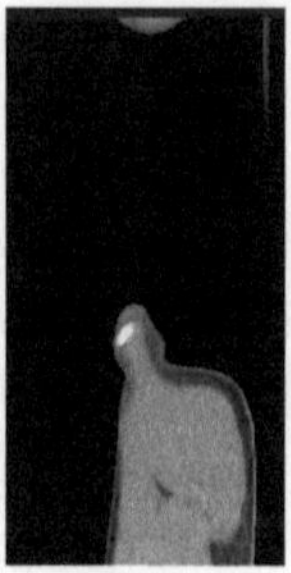

Sagittaal [i23]

Goed om te weten

Isometrisch

Isometrische oefeningen zijn statische oefeningen waarbij de spieren worden aangespannen zonder dat er beweging plaatsvindt. Ze zijn bijzonder nuttig voor het versterken van de spieren en het verbeteren van de stabiliteit, zonder de gewrichten te belasten.

Kernstabiliteit

Kernstabiliteit verwijst naar het vermogen van de rompspieren om de wervelkolom te stabiliseren. Een goede kernstabiliteit is belangrijk voor een gezonde lichaamshouding en kan rugpijn verminderen.

Palliatief-analgetisch

Palliatief-analgetisch betekent dat de behandeling gericht is op het verlichten van pijn en het verbeteren van de levenskwaliteit, zonder de ziekte te genezen. In de context van wervelkolommetastasen kunnen isometrische oefeningen palliatief-analgetisch worden ingezet.

Wervelkolommetastasen

Wervelkolommetastasen zijn uitzaaiingen van kankercellen in de wervelkolom. Ze kunnen pijn en instabiliteit veroorzaken en vereisen speciale oefeningen voor stabilisatie.

Effectiviteit van spinale mobilisatietechnieken

Pijnvermindering en mobiliteitsverbetering

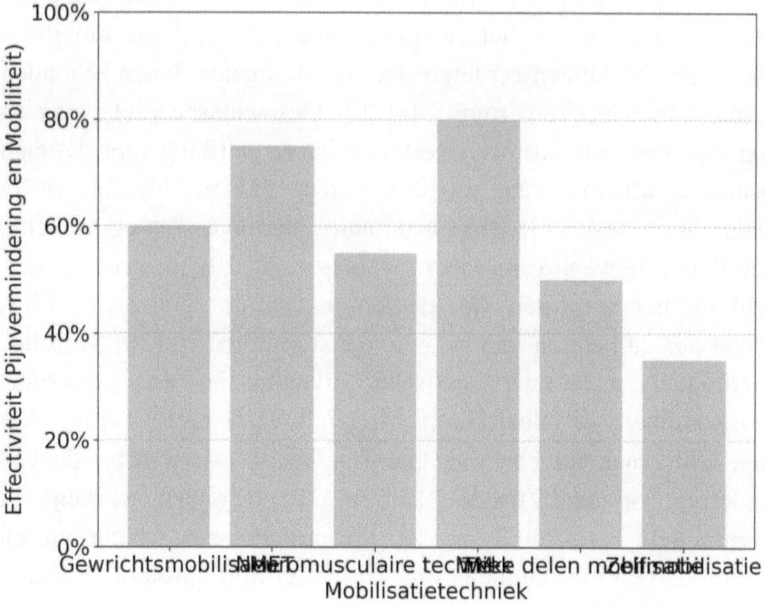

GewM: Gewrichtsmobilisatie
MET: Spierenergietechniek
NeurM: Neuromusculaire techniek
TM: Manipulatie
WekeM: Weke delen mobilisatie
ZelfM: Zelfmobilisatie

Deze grafiek illustreert de relatieve effectiviteit van verschillende spinale mobilisatietechnieken bij het verminderen van pijn en het verbeteren van de mobiliteit. Hoewel zelfmobilisatie een matige verbetering laat zien, hebben technieken die worden uitgevoerd door een chiropractor of fysiotherapeut de neiging om aanzienlijk betere resultaten te opleveren. Met name manipulatie en spierenergietechnieken laten de grootste potentie zien voor pijnvermindering en verbeterde mobiliteit. Dit suggereert dat professionele interventie effectiever kan zijn voor bepaalde aandoeningen aan de rugpijn.

Gewrichtsmobiliteit

Gewrichtsmobiliteit, gedefinieerd door het bewegingsbereik (ROM) in Synoviale gewrichten, beïnvloedt aanzienlijk onze fysieke functionaliteit. [s128] Met de leeftijd neemt de mobiliteit in de gewrichten af, waarbij deze afname varieert afhankelijk van het gewricht. [s129] Zo blijft de mobiliteit van de ellebogen en knieën op latere leeftijd doorgaans beter behouden dan die van schouders en romp. [s129] Geslachtsspecifieke verschillen spelen ook een rol: vrouwen vertonen in vergelijking met mannen een langzamere afname van de flexibiliteit. [s129] Flexibiliteit wordt bepaald door tests die het maximale passieve bewegingsbereik in verschillende bewegingspatronen evalueren. [s129] Rek oefeningen zijn gericht op het vergroten van de lengte van de spier-pees-eenheid en daarmee het verbeteren van de gewrichtsmobiliteit. [s128] Verschillende rekmethoden, waaronder statische, dynamische en precontractiele rekken, kunnen de flexibiliteit effectief verbeteren. [s128] Statisch rekken leidt vaak tot een toename van het ROM, waarbij de grootste verandering optreedt tussen 15 en 30 seconden rekken. [s128] Precontractiele rekken, zoals Proprioceptieve Neuromusculaire Facilitation (PNF), kunnen op korte termijn grotere toename in gewrichtsmobiliteit teweegbrengen en zijn vaak effectiever dan statisch rekken. [s128] Ook hoogintensieve weerstandstraining kan de gewrichtsmobiliteit en de fysieke functie bij patiënten met reumatoïde artritis aanzienlijk verbeteren. [s130] Regelmatig mobiliseren behoudt de gewrichtsgezondheid en kan de klachten bij reumatoïde artritis verminderen. [s130] Krachttraining kan ook het bewegingsbereik verbeteren, onder andere door een verlenging van de spieren en een geoptimaliseerde co-activatie van agonisten en antagonisten. [s131] Studies tonen de effectiviteit van krachttraining en rekken aan voor de verbetering van het ROM, waarbij de resultaten variëren afhankelijk van de doelgroep en het trainingsschema. [s131] Wie zijn mobiliteit in het heupgewricht wil verbeteren, kan bijvoorbeeld de oefening "Heupbuiger-rek" uitvoeren: In een stappositie het achterste knieën naar de grond laten zakken, de bovenlichaam rechtop houden en het bekken licht naar voren duwen, totdat een rekgevoel in de lies en het bovenbeen van het achterste been voelbaar is. Deze positie 20-30 seconden vasthouden en de oefening meerdere keren herhalen.

Gewrichtsmobiliteit vs. Rugpijn

Correlatie tussen gewrichtsmobiliteit en vermindering van rugpijn na mobilisatieoefeningen.

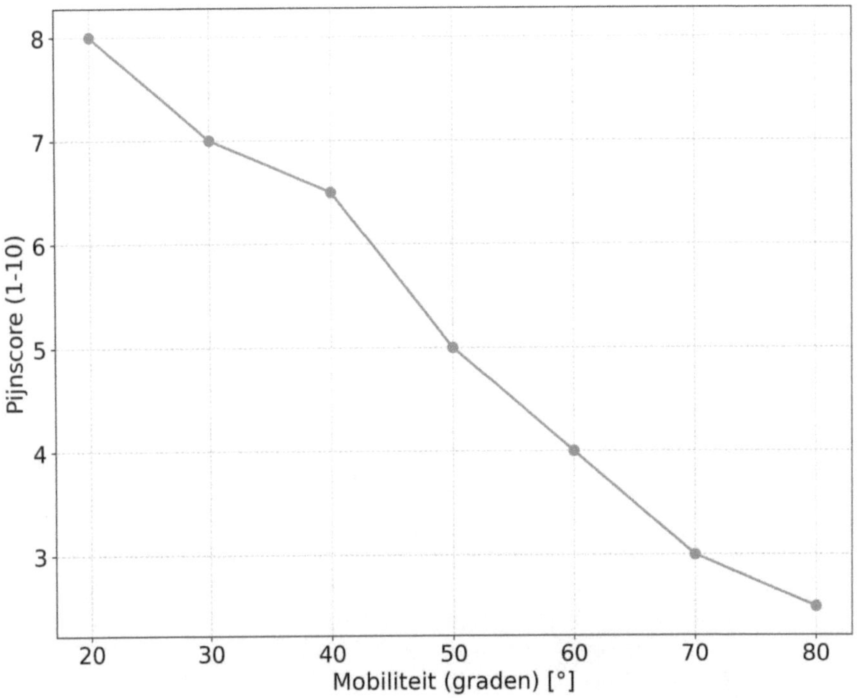

De grafiek geeft een algemene trend aan van verminderde rugpijnniveaus naarmate de gewrichtsmobiliteit verbetert. Hoewel individuele reacties variëren, suggereren de gegevens dat verhoogde mobiliteit door middel van gerichte oefeningen gunstig kan zijn bij het beheersen van rugpijn. Verder onderzoek is nodig om een causaal verband vast te stellen en optimale oefenstrategieën voor verschillende individuen te onderzoeken.

Fascietraining

Fascia, het netachtige bindweefsel dat spieren, botten en organen omhult, beïnvloedt de beweeglijkheid en functie van het lichaam. Een verminderde glijbaarheid van de fascia kan leiden tot bewegingsbeperkingen en pijn [s132]. Fascietraining is gericht op het verbeteren van de elasticiteit en verschuifbaarheid van de fascia, waardoor de musculaire functie wordt geoptimaliseerd. Vooral de mobiliteit van de fascia langs de zogenaamde Scherflakken – de vlakken waarlangs fascia tegen elkaar verschuiven – is belangrijk voor de musculaire beweeglijkheid [s132]. Deze kan bijvoorbeeld worden aangetast door verwondingen met daaropvolgende littekenvorming of door aanhoudende verkeerde houdingen. Fascietraining kan hier door gerichte oefeningen en technieken tegenwerken en de mobiliteit herstellen. Een voorbeeld hiervan is het gebruik van een fasciarol aan de buitenkant van de dij, waarbij langzaam rollen en gerichte druk spanningen kunnen verlichten en de fascia-structuur kunnen reorganiseren. Het belang van de fascia voor de lichaamswaarneming – de proprioceptie – wordt steeds meer onderzocht [s132]. Fascia bevat talrijke sensorische receptoren die informatie over beweging en positie van het lichaam naar de hersenen sturen. Een optimale samenwerking van spieren en fascia is daarom niet alleen relevant voor de bewegingsvrijheid, maar ook voor de coördinatieve prestaties en het voorkomen van blessures. De integratie van fascietraining in behandelingsprogramma's bij rugpijn, vooral bij myofasciale pijn, wordt aanbevolen [s133]. Aangezien de myofasciale structuur vooral bij oudere mensen een belangrijke rol speelt bij rugpijn [s133], kan gerichte training helpen om de flexibiliteit en mobiliteit te verbeteren en pijn te verminderen.

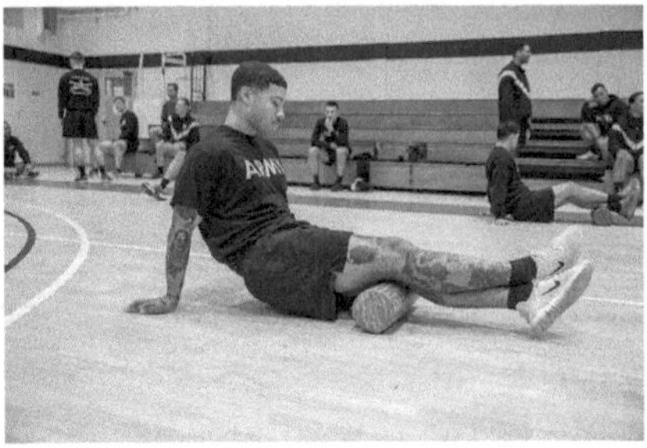

foamroller [i24]

Goed om te weten

Fascietraining

Fascietraining omvat speciale oefeningen en technieken die de elasticiteit en glijbaarheid van de fascia moeten verbeteren. Dit kan helpen om pijn te verlichten, de beweeglijkheid te vergroten en de lichaamswaarneming te verbeteren. Het kan met of zonder hulpmiddelen zoals fasciarollen worden uitgevoerd.

Proprioceptie

Proprioceptie, ook bekend als dieptezin, is het vermogen van het lichaam om de positie en beweging van de gewrichten en spieren in de ruimte waar te nemen. Fascia speelt een belangrijke rol bij de proprioceptie, omdat het talrijke sensorische receptoren bevat die informatie naar de hersenen sturen. Een goede proprioceptie is belangrijk voor de coördinatie, het evenwicht en het voorkomen van blessures.

Scherflakken

Scherflakken verwijzen naar de vlakken waarlangs fascia tegen elkaar verschuiven. Een soepele beweging van de fascia langs deze vlakken is belangrijk voor de beweeglijkheid. Beperkingen in de scherflakken kunnen leiden tot bewegingsbeperkingen en pijn.

Verdeling Fascia Oefeningen voor Rugpijn

Verdeling van fascia oefeningen voor verlichting van rugpijn.

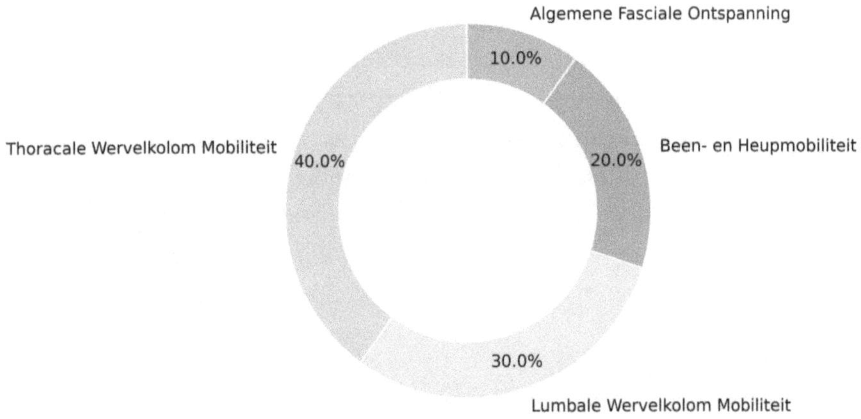

ALG: Algemene Fasciale Ontspanning BH: Been- en Heupmobiliteit
LUM: Lumbale Wervelkolom Mobiliteit THO: Thoracale Wervelkolom Mobiliteit

De visualisatie benadrukt de focus op thoracale wervelkolom mobiliteit (THO) in vergelijking met lumbale wervelkolom (LUM) of algemene oefeningen. Dit suggereert dat thoracale mobiliteit cruciaal is voor het aanpakken van rugpijn en een primair doelgebied kan zijn voor fascia training.

Concrete adviezen

- Integreer ritmische bewegingen zoals heupcirkels of armcirkels in uw mobilisatie-oefeningen om de stroom van beweging te bevorderen.
- Varieer de ondergrond van uw oefeningen: Train bijvoorbeeld blootsvoets op een zachte mat of op een oneffen terrein om uw proprioceptie te trainen.
- Verbind uw mobilisatie-oefeningen met uw ademhaling: Adem bewust in de gebieden die u wilt mobiliseren om de rek te verdiepen.
- Stel je bij elke oefening voor hoe uw gewrichten openen en de energie vrij door uw lichaam kan stromen.
- Ontwikkel een gevoel voor de beweging van uw wervelkolom door deze golvend te bewegen, als een slang.
- Integreer mobilisatie-oefeningen in uw dagelijks leven: Rol 's ochtends in bed voordat u opstaat, of rek uzelf uit tijdens het tandenpoetsen.
- Maak gebruik van de kracht van muziek: Stel een afspeellijst samen met ritmische muziek die u begeleidt en motiveert tijdens uw mobilisatie-oefeningen.
- Train uw flexibiliteit op een speelse manier: Laat u inspireren door dieren en imiteer hun bewegingen, zoals de soepele bewegingen van een kat.
- Zoek een trainingspartner met wie u samen mobilisatie-oefeningen kunt doen en elkaar kunt motiveren.
- Reflecteer na elke oefensessie over hoe uw lichaam aanvoelt en welke positieve veranderingen u waarneemt.
- Pas uw mobilisatie-oefeningen aan uw individuele behoeften en uw huidige toestand aan.

Terugblik - 5. Specifieke Oefenprogramma's

Een gericht oefenprogramma is de sleutel tot het verlichten en voorkomen van rugpijn. Het gaat niet alleen om het versterken van spieren, maar ook om het verbeteren van flexibiliteit, coördinatie en lichaamsbewustzijn. Een holistische benadering die rekening houdt met de verschillende aspecten van ruggezondheid is cruciaal voor uw succes. Begin met het versterken van uw diepe spieren, de basis voor een stabiele wervelkolom. Oefeningen zoals de onderarmsteun of de brug activeren de diepere spieren en verbeteren de stabiliteit in het dagelijks leven. Let op een correcte uitvoering en verhoog de intensiteit geleidelijk. Integreer deze oefeningen regelmatig in uw dagelijkse routine, bijvoorbeeld 's ochtends na het opstaan of 's avonds voor het slapengaan.

Naast stabiliteit speelt de mobiliteit van uw wervelkolom een belangrijke rol. Gerichte mobilisatie-oefeningen, zoals de kat-koe-houding of zachte rotaties, bevorderen de beweeglijkheid van de wervelgewrichten en verbeteren de flexibiliteit van de omliggende spieren. Rek- en strekoefeningen, zowel statisch als dynamisch, aanvullen de training en helpen u om spanningen te verlichten. Vooral pre-contractieve rekmethoden, zoals Proprioceptieve Neuromusculaire Facilitation (PNF), kunnen uw beweeglijkheid effectief vergroten. Raadpleeg indien nodig een fysiotherapeut om de juiste technieken te leren en uw oefeningen optimaal af te stemmen op uw behoeften.

Naast de klassieke oefeningen biedt functionele training een uitstekende mogelijkheid om alledaagse bewegingen te trainen en uw coördinatie te verbeteren. Squats, lunges of oefeningen met weerstandsbanden versterken niet alleen uw spieren, maar trainen ook uw balans en lichaamsbewustzijn. Integreer functionele oefeningen in uw trainingsroutine en maak uw programma gevarieerd om de motivatie hoog te houden. Vergeet niet dat de juiste uitvoering belangrijker is dan de intensiteit. Begin langzaam en verhoog de belasting geleidelijk.

Ook fascie-training wint steeds meer aan belang voor de ruggezondheid. Gerichte oefeningen met de fascia-rol of manuele technieken kunnen verklevingen in het bindweefsel oplossen en de glijbaarheid van de fascia verbeteren. Dit heeft een positieve invloed op uw beweeglijkheid en pijnperceptie. Integreer fascie-training in uw oefenprogramma en let op een langzame en gecontroleerde uitvoering. Bij onzekerheden laat u zich begeleiden door een ervaren therapeut.

Een individueel oefenprogramma dat is afgestemd op uw behoeften en fysieke conditie is de beste weg naar een gezonde rug. Wees geduldig en consequent in de uitvoering van uw programma en u zult al snel positieve veranderingen voelen. Een sterke en flexibele rug is de basis voor een actief en pijnvrij leven. Investeer in uw gezondheid en begin vandaag nog met uw persoonlijke trainingsprogramma!

Gratis extra aanbiedingen gepland

We zijn verheugd u in de toekomst gratis aanvullende materialen voor dit boek te kunnen aanbieden:

- Een exclusief bonushoofdstuk met extra inhoud
- Een compacte samenvatting van het hele boek in PDF-formaat
- Een hoorspelversie (In Planning)

De publicatie van deze materialen staat gepland voor 2025.
U bent van harte welkom om onze website vandaag al te bezoeken. Zodra onze nieuwsbriefservice start (verwacht in 2025), kunt u zich daar registreren voor updates en mist u geen nieuws over de gratis extra aanbiedingen.

www.SaageBooks.com/nl/rugpijn-bonus-BFP87CZ

Beste lezers,

Wij voelen ons zeer vereerd dat u de tijd heeft genomen om ons boek van begin tot eind te lezen. Het is onze grootste wens om u waardevolle inzichten en praktische begeleiding te bieden. Uw vertrouwen in ons werk betekent veel voor ons. Wij hopen dat het lezen verrijkend voor u was. Als u vragen of suggesties heeft, neem dan gerust contact met ons op via onze website.

Als u dit boek heeft gewaardeerd, zouden wij een eerlijke recensie zeer op prijs stellen. U kunt uw eerlijke beoordeling eenvoudig achterlaten op het verkoopplatform waar u het boek heeft gekocht.
Bedankt voor uw steun!

Bendis Saage

Saage Media GmbH - Team

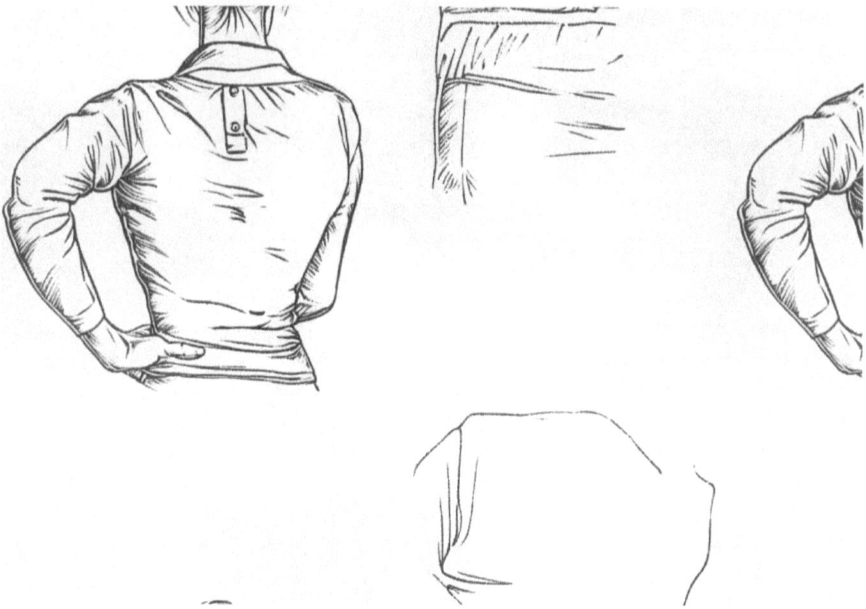

www.SaageBooks.com/nl

Ontdek meer! Onze uitgeverijwebsite biedt u een gevarieerde selectie van aanvullende boeken. Naast gratis content en exclusief bonusmateriaal vindt u er ook diepgaande informatie over onze werken. Blader door ons uitgebreide digitale aanbod en laat u inspireren door aanvullende leeservaringen.

www.SaageBooks.com/nl

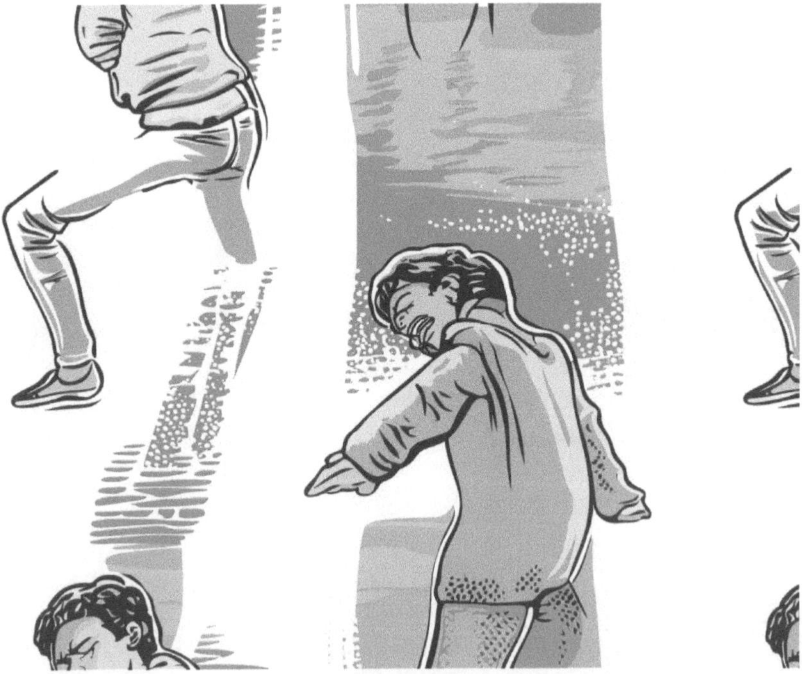

Bronnen

Onze oprechte dank gaat uit naar alle auteurs van de geciteerde wetenschappelijke en niet-wetenschappelijke bronnen, de beheerders van de gerefereerde websites en de makers van de gebruikte afbeeldingen, grafieken en studies, wier waardevolle werk heeft bijgedragen aan de totstandkoming van dit boek.

Voor meer informatie raden wij u aan de bronwebsites te bezoeken.

Als u mapping fouten of andere inconsistenties ontdekt, neem dan contact met ons op.

Alle bronnen zijn voor het laatst geraadpleegd op: 2025-02-11

[s1] - https://pmc.ncbi.nlm.nih.gov/articles/PMC6037069/

Auteur:	Peter B O'Sullivan, J P Caneiro, Mary O'Keeffe, Anne Smith, Wim Dankaerts, Kjartan Fersum, Kieran O' Sullivan	**Titel:**	Cognitive Functional Therapy: An Integrated Behavioral Approach for the Targeted Management of Disabling Low Back Pain
door:	National Center for Biotechnology Information (NCBI)	**DOI:**	10.1093/ptj/pzy022
Datum:	2018 Apr 16	**Website:**	PubMed Central (PMC)
Uitgever:	Physical Therapy		

[s2] - https://pmc.ncbi.nlm.nih.gov/articles/PMC10548303/

Auteur:	Shu-Hao Du, Yong-Hui Zhang, Qi-Hao Yang, Yu-Chen Wang, Yu Fang, Xue-Qiang Wang	**Titel:**	Spinal posture assessment and low back pain
door:	Shanghai University of Sport; Shanghai University of Medicine and Health Sciences Affiliated Zhoupu Hospital	**DOI:**	10.1530/EOR-23-0025
Datum:	2023 Sep 1	**Website:**	PubMed Central (PMC)
Uitgever:	EFORT Open Reviews		

[s3] - https://pmc.ncbi.nlm.nih.gov/articles/PMC7195879/

Auteur:	Cleuma Oliveira Soares, Bianca Furtado Pereira, Marcella Veronnica Pereira Gomes, Laís Passos Marcondes, Fabiana de Campos Gomes, João Simão de Melo-Neto	**Titel:**	Preventive factors against work-related musculoskeletal disorders: narrative review
door:	Institute of Health Sciences, Universidade Federal do Pará – Belém (PA), Brazil; Physical Therapy, Centro Universitário de Rio Preto – São José do Rio Preto (SP), Brazil; Health Sciences, Faculdade de Medicina de São José do Rio Preto – São José do Rio Preto (SP), Brazil.	**DOI:**	10.5327/Z1679443520190360
Datum:	2020 Apr 15	**Website:**	PMC (PubMed Central)
Uitgever:	Revista Brasileira de Medicina do Trabalho		

[s4] - https://pmc.ncbi.nlm.nih.gov/articles/PMC9219321/

Auteur:	Elizabeth Anderson, J Larry Durstine	**Titel:**	Physical activity, exercise, and chronic diseases: A brief review
DOI:	10.1016/j.smhs.2019.08.006	**Datum:**	2019 Sep 10
Website:	PubMed Central (PMC)	**Uitgever:**	Sports Medicine and Health Science

[s5] - https://pmc.ncbi.nlm.nih.gov/articles/PMC6676152/

Auteur:	Sarah EE Mills, Karen P Nicolson, Blair H Smith	**Titel:**	Chronic pain: a review of its epidemiology and associated factors in population-based studies
door:	University of Dundee School of Medicine	**DOI:**	10.1016/j.bja.2019.03.023
Datum:	2019 May 10	**Website:**	PubMed Central (PMC)
Uitgever:	BJA: British Journal of Anaesthesia		

[s6] - https://pmc.ncbi.nlm.nih.gov/articles/PMC4935027/

Auteur:	María Dueñas, Begoña Ojeda, Alejandro Salazar, Juan Antonio Mico, Inmaculada Failde	**Titel:**	A review of chronic pain impact on patients, their social environment and the health care system
door:	University of Cádiz	**DOI:**	10.2147/JPR.S105892
Datum:	2016 Jun 28	**Website:**	PubMed Central (PMC)
Uitgever:	Journal of Pain Research		

[s7] - https://pmc.ncbi.nlm.nih.gov/articles/PMC7700832/

Auteur:	Jung Ha Park, Ji Hyun Moon, Hyeon Ju Kim, Mi Hee Kong, Yun Hwan Oh	**Titel:**	Sedentary Lifestyle: Overview of Updated Evidence of Potential Health Risks
door:	Jeju National University Hospital; Jeju National University School of Medicine	**DOI:**	10.4082/kjfm.20.0165
Datum:	2020 Nov 19	**Website:**	PubMed Central (PMC)
Uitgever:	Korean Journal of Family Medicine		

[s8] - https://pmc.ncbi.nlm.nih.gov/articles/PMC5461882/

Auteur:	Louise J Geneen, R Andrew Moore, Clare Clarke, Denis Martin, Lesley A Colvin, Blair H Smith	**Titel:**	Physical activity and exercise for chronic pain in adults: an overview of Cochrane Reviews
DOI:	10.1002/14651858.CD011279.pub3	**Datum:**	2017 Apr 24
Website:	PubMed Central (PMC)	**Uitgever:**	The Cochrane Database of Systematic Reviews

[s9] - https://pmc.ncbi.nlm.nih.gov/articles/PMC7195879/

Auteur:	Cleuma Oliveira Soares, Bianca Furtado Pereira, Marcella Veronnica Pereira Gomes, Laís Passos Marcondes, Fabiana de Campos Gomes, João Simão de Melo-Neto	**Titel:**	Preventive factors against work-related musculoskeletal disorders: narrative review
door:	Universidade Federal do Pará; Centro Universitário de Rio Preto; Faculdade de Medicina de São José do Rio Preto	**DOI:**	10.5327/Z1679443520190360
Datum:	2020 Apr 15	**Website:**	PMC (PubMed Central)
Uitgever:	Revista Brasileira de Medicina do Trabalho		

[s10] - https://pmc.ncbi.nlm.nih.gov/articles/PMC4180106/

Auteur:	Brandy Wolff, John W Burns, Phillip J Quartana, Kenneth Lofland, Stephen Bruehl, Ok Y Chung	**Titel:**	Pain catastrophizing, physiological indexes, and chronic pain severity: tests of mediation and moderation models
door:	Rosalind Franklin University of Medicine and Science, Pain & Rehabilitation Clinic of Chicago, Vanderbilt University School of Medicine	**DOI:**	10.1007/s10865-007-9138-z
Datum:	2008 Apr	**Website:**	PubMed Central (PMC)
Uitgever:	Journal of behavioral medicine		

[s11] - https://pmc.ncbi.nlm.nih.gov/articles/PMC6051014/

Auteur:	Xaver Fuchs, Herta Flor, Robin Bekrater-Bodmann	**Titel:**	Psychological Factors Associated with Phantom Limb Pain: A Review of Recent Findings
DOI:	10.1155/2018/5080123	**Datum:**	2018 Jun 21
Website:	PubMed Central (PMC)	**Uitgever:**	Pain Research & Management

[s12] - https://www.ninds.nih.gov/health-information/disorders/pain

Titel:	Pain	**door:**	National Institute of Neurological Disorders and Stroke
Website:	National Institute of Neurological Disorders and Stroke	**Uitgever:**	National Institutes of Health

[s13] - https://pmc.ncbi.nlm.nih.gov/articles/PMC6067990/

Auteur:	SM Meints, RR Edwards	**Titel:**	Evaluating Psychosocial Contributions to Chronic Pain Outcomes
DOI:	10.1016/j.pnpbp.2018.01.017	**Datum:**	2018 Jan 31
Website:	PubMed Central (PMC)		

[s14] - https://pmc.ncbi.nlm.nih.gov/articles/PMC10005347/

Auteur:	Antonios Dakanalis, Maria Mentzelou, Souzana K Papadopoulou, Dimitrios Papandreou, Maria Spanoudaki, Georgios K Vasios, Eleni Pavlidou, Maria Mantzorou, Constantinos Giaginis	**Titel:**	The Association of Emotional Eating with Overweight/Obesity, Depression, Anxiety/Stress, and Dietary Patterns: A Review of the Current Clinical Evidence
door:	University of Milano-Bicocca; Fondazione IRCCS San Gerardo dei Tintori; University of Aegean; International Hellenic University; Zayed University; Clinical Dietetics & Nutrition Department of 424 General Military Hospital	**DOI:**	10.3390/nu15051173
Datum:	2023 Feb 26	**Website:**	PubMed Central (PMC)
Uitgever:	Nutrients		

[s15] - https://pmc.ncbi.nlm.nih.gov/articles/PMC4911781/

Auteur:	Christina Maslach, Michael P Leiter	**Titel:**	Understanding the burnout experience: recent research and its implications for psychiatry
DOI:	10.1002/wps.20311	**Datum:**	2016 Jun 5
Website:	PubMed Central (PMC)	**Uitgever:**	World Psychiatry

[s16] - https://pmc.ncbi.nlm.nih.gov/articles/PMC2568977/

Auteur:	Neil Schneiderman, Gail Ironson, Scott D Siegel	**Titel:**	STRESS AND HEALTH: Psychological, Behavioral, and Biological Determinants
DOI:	10.1146/annurev.clinpsy.1.102803.144141	**Datum:**	2005
Website:	PubMed Central (PMC)	**Uitgever:**	Annual review of clinical psychology

[s17] - https://pmc.ncbi.nlm.nih.gov/articles/PMC2408884/

Auteur:	Robert A Nicholson, Timothy T Houle, Jamie L Rhudy, Peter J Norton	**Titel:**	Psychological Risk Factors in Headache
door:	St. Louis University School of Medicine; Ryan Headache Center; Wake Forest University Medical School; University of Tulsa; University of Houston	**DOI:**	10.1111/j.1526-4610.2006.00716.x
Datum:	2007 Mar	**Website:**	PubMed Central (PMC)
Uitgever:	Headache		

[s18] - https://pmc.ncbi.nlm.nih.gov/articles/PMC3152687/

Auteur:	Mark A Lumley, Jay L Cohen, George S Borszcz, Annmarie Cano, Alison M Radcliffe, Laura S Porter, Howard Schubiner, Francis J Keefe	**Titel:**	Pain and Emotion: A Biopsychosocial Review of Recent Research
door:	Wayne State University, Duke University Medical Center, St. John Health/Providence Hospital and Medical Centers	**DOI:**	10.1002/jclp.20816
Datum:	2011 Jun 6	**Website:**	PubMed Central (PMC)
Uitgever:	Journal of Clinical Psychology		

[s19] - https://pmc.ncbi.nlm.nih.gov/articles/PMC2408884/

Auteur:	Robert A Nicholson, Timothy T Houle, Jamie L Rhudy, Peter J Norton	**Titel:**	Psychological Risk Factors in Headache
DOI:	10.1111/j.1526-4610.2006.00716.x	**Datum:**	2007 Mar
Website:	PubMed Central (PMC)		

[s20] - https://pmc.ncbi.nlm.nih.gov/articles/PMC6051014/

Auteur:	Xaver Fuchs, Herta Flor, Robin Bekrater-Bodmann	**Titel:**	Psychological Factors Associated with Phantom Limb Pain: A Review of Recent Findings
door:	PubMed Central (PMC)	**DOI:**	10.1155/2018/5080123
Datum:	2018 Jun 21	**Website:**	PMC
Uitgever:	Pain Research & Management		

[s21] - https://pmc.ncbi.nlm.nih.gov/articles/PMC10617401/

Auteur:	Angelina R Franqueiro, JiHee Yoon, Madelyn A Crago, Marie Curiel, Jenna M Wilson	**Titel:**	The Interconnection Between Social Support and Emotional Distress Among Individuals with Chronic Pain: A Narrative Review
door:	Department of Anesthesiology, Perioperative and Pain Medicine, Brigham and Women's Hospital, Boston, MA, USA	**DOI:**	10.2147/PRBM.S410606
Datum:	2023 Oct 27	**Website:**	PMC
Uitgever:	Psychology Research and Behavior Management		

[s22] - https://pubmed.ncbi.nlm.nih.gov/11411624/

Auteur:	Lundon K, Bolton K	**Titel:**	Structure and function of the lumbar intervertebral disk in health, aging, and pathologic conditions
door:	National Center for Biotechnology Information (NCBI)	**DOI:**	10.2519/jospt.2001.31.6.291
Datum:	2001 Jun	**Website:**	PubMed
Uitgever:	J Orthop Sports Phys Ther		

[s23] - https://pmc.ncbi.nlm.nih.gov/articles/PMC9698646/

Auteur:	Luca Scarcia, Marco Pileggi, Arianna Camilli, Andrea Romi, Andrea Bartolo, Francesca Giubbolini, Iacopo Valente, Giuseppe Garignano, Francesco D'Argento, Alessandro Pedicelli, Andrea Maria Alexandre	**Titel:**	Degenerative Disc Disease of the Spine: From Anatomy to Pathophysiology and Radiological Appearance, with Morphological and Functional Considerations
DOI:	10.3390/jpm12111810	**Datum:**	2022 Nov 1
Website:	PubMed Central (PMC)	**Uitgever:**	Journal of Personalized Medicine

[s24] - https://pmc.ncbi.nlm.nih.gov/articles/PMC3178886/

Auteur:	Michael Papadakis, Georgios Sapkas, Elias C Papadopoulos, Pavlos Katonis	**Titel:**	Pathophysiology and Biomechanics of the Aging Spine
door:	University of Athens, University of Crete	**DOI:**	10.2174/1874325001105010335
Datum:	2011 Sep 19	**Website:**	PubMed Central (PMC)
Uitgever:	The Open Orthopaedics Journal		

[s25] - https://pubmed.ncbi.nlm.nih.gov/15081129/

Auteur:	Jinkins JR	**Titel:**	Acquired degenerative changes of the intervertebral segments at and suprajacent to the lumbosacral junction. A radioanatomic analysis of the nondiscal structures of the spinal column and perispinal soft tissues
DOI:	10.1016/j.ejrad.2003.10.014	**Datum:**	2004 May
Website:	PubMed	**Uitgever:**	Eur J Radiol

[s26] - https://pmc.ncbi.nlm.nih.gov/articles/PMC4603258/

Auteur:	Jeffrey M Jancuska, Jeffrey M Spivak, John A Bendo	**Titel:**	A Review of Symptomatic Lumbosacral Transitional Vertebrae: Bertolotti's Syndrome
door:	New York University School of Medicine, Department of Orthopaedic Surgery and Hospital for Joint Diseases	**DOI:**	10.14444/2042
Datum:	2015 Jul 29	**Website:**	PMC (PubMed Central)
Uitgever:	International Journal of Spine Surgery		

[s27] - https://pmc.ncbi.nlm.nih.gov/articles/PMC7582398/

Auteur:	Joseph Mizrahi	**Titel:**	Neuro-mechanical aspects of playing-related mobility disorders in orchestra violinists and upper strings players: a review
door:	Department of Biomedical Engineering, Technion, Israel Institute of Technology, Haifa, Israel	**DOI:**	10.4081/ejtm.2020.9095
Datum:	2020 Aug 4	**Website:**	PubMed Central (PMC)
Uitgever:	European Journal of Translational Myology		

[s28] - https://pmc.ncbi.nlm.nih.gov/articles/PMC9937638/

Auteur:	Nikita Bhusari; Mitushi Deshmukh	**Titel:**	Shin Splint: A Review
door:	Ravi Nair Physiotherapy College, Datta Meghe Institute of Medical Sciences	**DOI:**	10.7759/cureus.33905
Datum:	2023 Jan 18	**Website:**	PubMed Central (PMC)
Uitgever:	Cureus		

[s29] - https://pmc.ncbi.nlm.nih.gov/articles/PMC7865549/

Auteur:	Nicol Zielinska, Michał Podgórski, Robert Haładaj, Michał Polguj, Ł ukasz Olewnik	**Titel:**	Risk Factors of Intervertebral Disc Pathology—A Point of View Formerly and Today—A Review
door:	Medical University of Lodz, Polish Mother's Memorial Hospital Research Institute	**DOI:**	10.3390/jcm10030409
Datum:	2021 Jan 21	**Website:**	PMC (PubMed Central)
Uitgever:	MDPI		

[s30] - https://pmc.ncbi.nlm.nih.gov/articles/PMC6356370/

Auteur:	Brody A Frost, Sandra Camarero-Espinosa, E Johan Foster	**Titel:**	Materials for the Spine: Anatomy, Problems, and Solutions
DOI:	10.3390/ma12020253	**Datum:**	2019 Jan 14
Website:	PubMed Central (PMC)	**Uitgever:**	Materials

[s31] - https://pmc.ncbi.nlm.nih.gov/articles/PMC10338069/

Auteur:	Qianjun Jin, Yuxin Chang, Chenmiao Lu, Lunhao Chen, Yue Wang	**Titel:**	Referred pain: characteristics, possible mechanisms, and clinical management
door:	Department of Orthopedic Surgery, The First Affiliated Hospital, Zhejiang University School of Medicine, Hangzhou, China	**DOI:**	10.3389/fneur.2023.1104817
Datum:	2023 Jun 28	**Website:**	PubMed Central (PMC)
Uitgever:	Frontiers in Neurology		

[s32] - https://pmc.ncbi.nlm.nih.gov/articles/PMC9862392/

Auteur:	Abdullah Mosabbir	**Titel:**	Mechanisms behind the Development of Chronic Low Back Pain and Its Neurodegenerative Features
DOI:	10.3390/life13010084	**Datum:**	2022 Dec 28
Website:	PubMed Central (PMC)		

[s33] - https://pmc.ncbi.nlm.nih.gov/articles/PMC9820240/

Auteur:	Isma Liza Mohd Isa, Seong Lin Teoh, Nurul Huda Mohd Nor, Sabarul Afian Mokhtar	**Titel:**	Discogenic Low Back Pain: Anatomy, Pathophysiology and Treatments of Intervertebral Disc Degeneration
door:	Universiti Kebangsaan Malaysia; University of Galway; Universiti Putra Malaysia	**DOI:**	10.3390/ijms24010208
Datum:	2022 Dec 22	**Website:**	PubMed Central (PMC)
Uitgever:	International Journal of Molecular Sciences		

[s34] - https://pmc.ncbi.nlm.nih.gov/articles/PMC7073116/

Auteur:	Hyeun Sung Kim, Pang Hung Wu, Il-Tae Jang	**Titel:**	Lumbar Degenerative Disease Part 1: Anatomy and Pathophysiology of Intervertebral Discogenic Pain and Radiofrequency Ablation of Basivertebral and Sinuvertebral Nerve Treatment for Chronic Discogenic Back Pain: A Prospective Case Series and Review of Literature
door:	Nanoori Gangnam Hospital, Seoul, Spine Surgery, National University Health Systems, Juronghealth Campus	**DOI:**	10.3390/ijms21041483
Datum:	2020 Feb 21	**Website:**	PubMed Central (PMC)
Uitgever:	International Journal of Molecular Sciences		

[s35] - https://pmc.ncbi.nlm.nih.gov/articles/PMC6626624/

Auteur:	Annika Taulaniemi, Markku Kankaanpää, Kari Tokola, Jari Parkkari, Jaana H Suni	**Titel:**	Neuromuscular exercise reduces low back pain intensity and improves physical functioning in nursing duties among female healthcare workers; secondary analysis of a randomised controlled trial
door:	UKK Institute for Health Promotion Research, Tampere University Hospital	**DOI:**	10.1186/s12891-019-2678-x
Datum:	2019 Jul 13	**Website:**	PubMed Central (PMC)
Uitgever:	BMC Musculoskeletal Disorders		

[s36] - https://pmc.ncbi.nlm.nih.gov/articles/PMC10823195/

Auteur:	Saurabh Shelke, Ratnakar Ambade, Aditi Shelke	**Titel:**	From Conservative Measures to Surgical Interventions, Treatment Approaches for Cubital Tunnel Syndrome: A Comprehensive Review
door:	Jawaharlal Nehru Medical College, Datta Meghe Institute of Higher Education & Research	**DOI:**	10.7759/cureus.51262
Datum:	2023 Dec 29	**Website:**	PubMed Central (PMC)
Uitgever:	Cureus		

[s37] - https://pmc.ncbi.nlm.nih.gov/articles/PMC11150592/

Auteur:	Alexandra-Daniela Rotaru-Zavaleanu, Cristian Virgil Lungulescu, Marius Gabriel Bunescu, Ramona Constantina Vasile, Victor Gheorman, Andrei Gresita, Venera Cristina Dinescu	**Titel:**	Occupational Carpal Tunnel Syndrome: a scoping review of causes, mechanisms, diagnosis, and intervention strategies
door:	University of Medicine and Pharmacy of Craiova; New York Institute of Technology	**DOI:**	10.3389/fpubh.2024.1407302
Datum:	2024 May 22	**Website:**	PMC (PubMed Central)
Uitgever:	Frontiers in Public Health		

[s38] - https://pmc.ncbi.nlm.nih.gov/articles/PMC10048551/

Auteur:	Pedro Forte, José E Teixeira	**Titel:**	Exercise Biomechanics for Health: Evaluating Lifelong Activities for Well-Being
DOI:	10.3390/healthcare11060900	**Datum:**	2023 Mar 21
Website:	PubMed Central (PMC)		

[s39] - https://pmc.ncbi.nlm.nih.gov/articles/PMC3806175/

Auteur:	Kellie C Huxel Bliven, Barton E Anderson	**Titel:**	Core Stability Training for Injury Prevention
door:	AT Still University, Mesa, Arizona	**DOI:**	10.1177/1941738113481200
Datum:	2013 Nov	**Website:**	PubMed Central (PMC)
Uitgever:	Sports Health		

[s40] - https://pmc.ncbi.nlm.nih.gov/articles/PMC9394044/

Auteur:	Wilhelmus Johannes Andreas Grooten, Carina Boström, Åsa Dedering, Marie Halvorsen, Roman P Kuster, Lena Nilsson-Wikmar, Christina B Olsson, Graciela Rovner, Elena Tseli, Eva Rasmussen-Barr	**Titel:**	Summarizing the effects of different exercise types in chronic low back pain – a systematic review of systematic reviews
door:	Karolinska Institutet	**DOI:**	10.1186/s12891-022-05722-x
Datum:	2022 Aug 22	**Website:**	PubMed Central (PMC)
Uitgever:	BMC Musculoskeletal Disorders		

[s41] - https://pmc.ncbi.nlm.nih.gov/articles/PMC6305160/

Auteur:	Teresa Paolucci, Carmine Attanasi, Walter Cecchini, Alessandra Marazzi, Serena V Capobianco, Valter Santilli	**Titel:**	Chronic low back pain and postural rehabilitation exercise: a literature review
door:	Sapienza University; S. Filippo Neri Hospital	**DOI:**	10.2147/JPR.S171729
Datum:	2018 Dec 20	**Website:**	PMC (PubMed Central)
Uitgever:	Journal of Pain Research		

[s42] - https://pmc.ncbi.nlm.nih.gov/articles/PMC6769154/

Auteur:	Joanne L Jordan, Melanie A Holden, Elizabeth EJ Mason, Nadine E Foster	**Titel:**	Interventions to improve adherence to exercise for chronic musculoskeletal pain in adults
door:	Keele University, Arthritis Research Campaign National Primary Care Centre Primary Care Sciences, Keele, Staffordshire, UK	**DOI:**	10.1002/14651858.CD005956.pub2
Datum:	2010 Jan 20	**Website:**	PubMed Central (PMC)
Uitgever:	The Cochrane Database of Systematic Reviews		

[s43] - https://pmc.ncbi.nlm.nih.gov/articles/PMC7922504/

Auteur:	Daniel Collado-Mateo, Ana Myriam Lavín-Pérez, Cecilia Peñacoba, Juan Del Coso, Marta Leyton-Román, Antonio Luque-Casado, Pablo Gasque, Miguel Ángel Fernández-del-Olmo, Diana Amado-Alonso	**Titel:**	Key Factors Associated with Adherence to Physical Exercise in Patients with Chronic Diseases and Older Adults: An Umbrella Review
DOI:	10.3390/ijerph18042023	**Datum:**	2021 Feb 19
Website:	PubMed Central (PMC)	**Uitgever:**	International Journal of Environmental Research and Public Health

[s44] - https://pmc.ncbi.nlm.nih.gov/articles/PMC3193654/

Auteur:	Catherine Woodyard	**Titel:**	Exploring the therapeutic effects of yoga and its ability to increase quality of life
door:	The University of Mississippi	**DOI:**	10.4103/0973-6131.85485
Datum:	2011 Jul-Dec	**Website:**	PubMed Central (PMC)
Uitgever:	International Journal of Yoga		

[s45] - https://pmc.ncbi.nlm.nih.gov/articles/PMC6769154/

Auteur:	Joanne L Jordan, Melanie A Holden, Elizabeth EJ Mason, Nadine E Foster	**Titel:**	Interventions to improve adherence to exercise for chronic musculoskeletal pain in adults
door:	Keele University	**DOI:**	10.1002/14651858.CD005956.pub2
Datum:	2010 Jan 20	**Website:**	PubMed Central (PMC)
Uitgever:	The Cochrane Database of Systematic Reviews		

[s46] - https://pmc.ncbi.nlm.nih.gov/articles/PMC4499985/

Auteur:	DeokJu Kim, MiLim Cho, YunHee Park, YeongAe Yang	**Titel:**	Effect of an exercise program for posture correction on musculoskeletal pain
DOI:	10.1589/jpts.27.1791	**Datum:**	2015 Jun 30
Website:	PubMed Central (PMC)	**Uitgever:**	Journal of Physical Therapy Science

[s47] - https://pmc.ncbi.nlm.nih.gov/articles/PMC2805825/

Auteur:	James Rainville, Rosalyn Nguyen, Pradeep Suri	**Titel:**	Effective Conservative Treatment for Chronic Low Back Pain
door:	Department of Physical Medicine and Rehabilitation, Harvard Medical School; New England Baptist Hospital	**DOI:**	10.1053/j.semss.2009.08.009
Datum:	2009 Dec 1	**Website:**	PubMed Central (PMC)
Uitgever:	Seminars in spine surgery		

[s48] - https://pmc.ncbi.nlm.nih.gov/articles/PMC6769154/

Auteur:	Joanne L Jordan, Melanie A Holden, Elizabeth EJ Mason, Nadine E Foster	**Titel:**	Interventions to improve adherence to exercise for chronic musculoskeletal pain in adults
door:	Keele University	**DOI:**	10.1002/14651858.CD005956.pub2
Datum:	2010 Jan 20	**Website:**	PubMed Central (PMC)
Uitgever:	The Cochrane Database of Systematic Reviews		

[s49] - https://pmc.ncbi.nlm.nih.gov/articles/PMC7808677/

Auteur:	Rogelio A Coronado, Carrie E Brintz, Lindsey C McKernan, Hiral Master, Nicole Motzny, Flavio M Silva, Parul M Goyal, Stephen T Wegener, Kristin R Archer	**Titel:**	Psychologically informed physical therapy for musculoskeletal pain: current approaches, implications, and future directions from recent randomized trials
door:	Vanderbilt University Medical Center, The Johns Hopkins School of Medicine	**DOI:**	10.1097/PR9.0000000000000847
Datum:	2020 Sep 23	**Website:**	PMC (PubMed Central)
Uitgever:	Pain Reports		

[s50] - https://pmc.ncbi.nlm.nih.gov/articles/PMC4703222/

Auteur:	Dariush D FARHUD	**Titel:**	Impact of Lifestyle on Health
door:	School of Public Health, Tehran University of Medical Sciences, Tehran, Iran and Dept. of Basic Sciences, Iranian Academy of Medical Sciences,Tehran, Iran	**Datum:**	2015 Nov
Website:	PubMed Central (PMC)	**Uitgever:**	Iranian Journal of Public Health

[s51] - https://www.nia.nih.gov/health/brain-health/cognitive-health-and-older-adults

Titel:	Cognitive Health and Older Adults	**door:**	National Institute on Aging (NIA)
Website:	National Institute on Aging		

[s52] - https://www.nia.nih.gov/health/healthy-aging/what-do-we-know-about-healthy-aging

Titel:	What Do We Know About Healthy Aging?	**door:**	National Institute on Aging
Website:	National Institute on Aging	**Uitgever:**	National Institutes of Health (NIH)

[s53] - https://www.ninds.nih.gov/health-information/disorders/pain

Titel:	Pain	**door:**	National Institute of Neurological Disorders and Stroke (NINDS)
Website:	National Institute of Neurological Disorders and Stroke	**Uitgever:**	National Institutes of Health (NIH)

[s54] - https://pmc.ncbi.nlm.nih.gov/articles/PMC6676152/

Auteur:	Sarah EE Mills, Karen P Nicolson, Blair II Smith	**Titel:**	Chronic pain: a review of its epidemiology and associated factors in population-based studies
door:	Population Health and Genomics Division, University of Dundee School of Medicine, Ninewells Hospital and Medical School, Dundee, Scotland, UK	**DOI:**	10.1016/j.bja.2019.03.023
Datum:	2019 May 10	**Website:**	PubMed Central (PMC)
Uitgever:	BJA: British Journal of Anaesthesia		

[s55] - https://www.niams.nih.gov/health-topics/back-pain/diagnosis-treatment-and-steps-to-take

Auteur:	NIAMS Science Communications and Outreach Branch	**Titel:**	Back Pain: Diagnosis, Treatment, and Steps to Take
door:	National Institute of Arthritis and Musculoskeletal and Skin Diseases (NIAMS)	**Datum:**	2017-04-10
Website:	NIAMS.NIH.gov	**Uitgever:**	NIAMS

[s56] - https://newsinhealth.nih.gov/2021/04/good-sleep-good-health

Titel:	Good Sleep for Good Health	**door:**	NIH News in Health
Datum:	April 2021	**Website:**	NIH News in Health
Uitgever:	National Institutes of Health		

[s57] - https://www.nia.nih.gov/health/brain-health/cognitive-health-and-older-adults

Titel:	Cognitive Health and Older Adults	**door:**	National Institute on Aging (NIA)
Website:	National Institute on Aging		

[s58] - https://www.nih.gov/health-information/emotional-wellness-toolkit

Titel:	Emotional Wellness Toolkit	**door:**	National Institutes of Health (NIH)
Datum:	2017-04-07	**Website:**	NIH.gov

[s59] - https://pmc.ncbi.nlm.nih.gov/articles/PMC4400203/

Auteur:	Leah A Irish, Christopher E Kline, Heather E Gunn, Daniel J Buysse, Martica H Hall	**Titel:**	The Role of Sleep Hygiene in Promoting Public Health: A Review of Empirical Evidence
DOI:	10.1016/j.smrv.2014.10.001	**Datum:**	2014 Oct 16
Website:	PubMed Central (PMC)		

[s60] - https://pmc.ncbi.nlm.nih.gov/articles/PMC10707619/

Auteur:	Wassan Nori, Mustafa Ali Kassim Kassim, Zeena Raad Helmi, Alexandru Cosmin Pantazi, Dragos Brezeanu, Ana Maria Brezeanu, Roxana Cleopatra Penciu, Lucian Serbanescu	**Titel:**	Non-Pharmacological Pain Management in Labor: A Systematic Review
door:	National Center for Biotechnology Information (NCBI)	**DOI:**	10.3390/jcm12237203
Datum:	2023 Nov 21	**Website:**	PubMed Central (PMC)
Uitgever:	Journal of Clinical Medicine		

[s61] - https://www.nlm.nih.gov/medlineplus/ency/article/002119.htm

Titel:	Taking care of your back at home: MedlinePlus Medical Encyclopedia	**door:**	National Library of Medicine
Website:	MedlinePlus		

[s62] - https://pubmed.ncbi.nlm.nih.gov/17013356/

Auteur:	Inoue M; Kitakoji H; Ishizaki N; Tawa M; Yano T; Katsumi Y; Kawakita K	**Titel:**	Relief of low back pain immediately after acupuncture treatment--a randomised, placebo controlled trial
door:	National Center for Biotechnology Information (NCBI)	**DOI:**	10.1136/aim.24.3.103
Datum:	2006 Sep	**Website:**	PubMed
Uitgever:	Acupunct Med		

[s63] - https://pmc.ncbi.nlm.nih.gov/articles/PMC4976880/

Auteur:	Mark D Bishop, Rafael Torres-Cueco, Charles W Gay, Enrique Lluch-Girbés, Jason M Beneciuk, Joel E Bialosky	**Titel:**	What effect can manual therapy have on a patient's pain experience?
door:	National Center for Biotechnology Information (NCBI)	**DOI:**	10.2217/pmt.15.39
Datum:	2015 Nov	**Website:**	PubMed Central (PMC)
Uitgever:	Pain Management		

[s64] - https://www.nccih.nih.gov/health/complementary-alternative-or-integrative-health-whats-in-a-name

Titel:	Complementary, Alternative, or Integrative Health: What's In a Name?	**door:**	NCCIH
Website:	NCCIH		

[s65] - https://pmc.ncbi.nlm.nih.gov/articles/PMC6251828/

Auteur:	Edward A Shipton	**Titel:**	Physical Therapy Approaches in the Treatment of Low Back Pain
door:	University of Otago	**DOI:**	10.1007/s40122-018-0105-x
Datum:	2018 Sep 18	**Website:**	PubMed Central (PMC)

[s66] - https://pmc.ncbi.nlm.nih.gov/articles/PMC10036231/

Auteur:	Brona M Fullen, Harriet Wittink, An De Groef, Morten Hoegh, Joseph G McVeigh, Denis Martin, Keith Smart	**Titel:**	Musculoskeletal Pain: Current and Future Directions of Physical Therapy Practice
door:	UCD School of Public Health, Physiotherapy and Sports Science, University College Dublin, Ireland; Research Centre Healthy and Sustainable Living Utrecht University of Applied Sciences, The Netherlands; Department of Rehabilitation Sciences, Leuven, Belgium; Department of Rehabilitation Sciences and Physiotherapy MOVANT, University of Antwerp, Antwerp, Belgium; Pain in Motion International Research Group; Aalborg University, Faculty of Medicine, Department of Health Science and Technology, Denmark; Discipline of Physiotherapy, School of Clinical Therapies, College of Medicine and Health, University College Cork, Ireland; Centre for Rehabilitation, School of Health and Life Sciences, Teesside University, United Kingdom; NIHR Applied Research Collaborative North East and North Cumbria	**DOI:**	10.1016/j.arrct.2023.100258
Datum:	2023 Feb 1	**Website:**	PubMed Central (PMC)

[s67] - https://pmc.ncbi.nlm.nih.gov/articles/PMC9964474/

Auteur:	Vanina Nicol, Claire Verdaguer, Camille Daste, Hélène Bisseriex, Éric Lapeyre, Marie-Martine Lefèvre-Colau, François Rannou, Alexandra Rören, Julia Facione, Christelle Nguyen	**Titel:**	Chronic Low Back Pain: A Narrative Review of Recent International Guidelines for Diagnosis and Conservative Treatment
DOI:	10.3390/jcm12041685	**Datum:**	2023 Feb 20
Website:	PubMed Central (PMC)	**Uitgever:**	Journal of Clinical Medicine

[s68] - https://pubmed.ncbi.nlm.nih.gov/15897839/

Auteur:	Shirado O, Ito T, Kikumoto T, Takeda N, Minami A, Strax TE	**Titel:**	A novel back school using a multidisciplinary team approach featuring quantitative functional evaluation and therapeutic exercises for patients with chronic low back pain: the Japanese experience in the general setting
DOI:	10.1097/01.brs.0000162279.94779.05	**Datum:**	05/15/2005
Website:	PubMed	**Uitgever:**	Spine (Phila Pa 1976)

[s69] - https://pmc.ncbi.nlm.nih.gov/articles/PMC9260567/

Auteur:	Anke Steinmetz	**Titel:**	Back pain treatment: a new perspective
door:	University Medicine Greifswald	**DOI:**	10.1177/1759720X221100293
Datum:	2022 Jul 4	**Website:**	PubMed Central (PMC)
Uitgever:	Therapeutic Advances in Musculoskeletal Disease		

[s70] - https://pmc.ncbi.nlm.nih.gov/articles/PMC6037069/

Auteur:	Peter B O'Sullivan, J P Caneiro, Mary O'Keeffe, Anne Smith, Wim Dankaerts, Kjartan Fersum, Kieran O' Sullivan	**Titel:**	Cognitive Functional Therapy: An Integrated Behavioral Approach for the Targeted Management of Disabling Low Back Pain
door:	National Center for Biotechnology Information (NCBI)	**DOI:**	10.1093/ptj/pzy022
Datum:	2018 Apr 16	**Website:**	PubMed Central (PMC)
Uitgever:	Oxford University Press		

[s71] - https://pmc.ncbi.nlm.nih.gov/articles/PMC9964474/

Auteur:	Vanina Nicol, Claire Verdaguer, Camille Daste, Hélène Bisseriex, Éric Lapeyre, Marie-Martine Lefèvre-Colau, François Rannou, Alexandra Rören, Julia Facione, Christelle Nguyen	**Titel:**	Chronic Low Back Pain: A Narrative Review of Recent International Guidelines for Diagnosis and Conservative Treatment
DOI:	10.3390/jcm12041685	**Datum:**	2023 Feb 20
Website:	PubMed Central (PMC)	**Uitgever:**	Journal of Clinical Medicine

[s72] - https://pmc.ncbi.nlm.nih.gov/articles/PMC8119532/

Auteur:	Salah N El-Tallawy, Rohit Nalamasu, Gehan I Salem, Jo Ann K LeQuang, Joseph V Pergolizzi, Paul J Christo	**Titel:**	Management of Musculoskeletal Pain: An Update with Emphasis on Chronic Musculoskeletal Pain
door:	National Library of Medicine (NLM), National Institutes of Health (NIH)	**DOI:**	10.1007/s40122-021-00235-2
Datum:	2021 Feb 11	**Website:**	PubMed Central (PMC)
Uitgever:	Pain and Therapy		

[s73] - https://www.nccih.nih.gov/health/complementary-alternative-or-integrative-health-whats-in-a-name

Titel:	Complementary, Alternative, or Integrative Health: What's In a Name?	**door:**	NCCIH
Website:	NCCIH		

[s74] - https://pmc.ncbi.nlm.nih.gov/articles/PMC9818574/

Auteur:	Rafael Zegarra-Parodi, Francesca Baroni, Christian Lunghi, David Dupuis	**Titel:**	Historical Osteopathic Principles and Practices in Contemporary Care: An Anthropological Perspective to Foster Evidence-Informed and Culturally Sensitive Patient-Centered Care: A Commentary
door:	National Center for Biotechnology Information (NCBI)	**DOI:**	10.3390/healthcare11010010
Datum:	2022 Dec 21	**Website:**	PubMed Central (PMC)
Uitgever:	Healthcare		

[s75] - https://pmc.ncbi.nlm.nih.gov/articles/PMC9143587/

Auteur:	Ashley Roberts, Kaylee Harris, Bethany Outen, Amar Bukvic, Ben Smith, Adam Schultz, Stephen Bergman, Debasis Mondal	**Titel:**	Osteopathic Manipulative Medicine: A Brief Review of the Hands-On Treatment Approaches and Their Therapeutic Uses
door:	DeBusk College of Osteopathic Medicine, Lincoln Memorial University	**DOI:**	10.3390/medicines9050033
Datum:	2022 Apr 27	**Website:**	PMC (PubMed Central)
Uitgever:	MDPI		

[s76] - https://pmc.ncbi.nlm.nih.gov/articles/PMC4976880/

Auteur:	Mark D Bishop, Rafael Torres-Cueco, Charles W Gay, Enrique Lluch-Girbés, Jason M Beneciuk, Joel E Bialosky	**Titel:**	What effect can manual therapy have on a patient's pain experience?
door:	University of Florida, University of Valencia	**DOI:**	10.2217/pmt.15.39
Datum:	2015 Nov	**Website:**	PubMed Central (PMC)

[s77] - https://pmc.ncbi.nlm.nih.gov/articles/PMC4584042/

Auteur:	Shalini Shah, Esther T Banh, Katharine Koury, Gaurav Bhatia, Roneeta Nandi, Padma Gulur	**Titel:**	Pain Management in Pregnancy: Multimodal Approaches
door:	University of California, Irvine; Massachusetts General Hospital	**DOI:**	10.1155/2015/987483
Datum:	2015 Sep 13	**Website:**	PubMed Central (PMC)
Uitgever:	Pain Research and Treatment		

[s78] - https://pmc.ncbi.nlm.nih.gov/articles/PMC7854390/

Auteur:	Ivan Urits, Ruben H Schwartz, Vwaire Orhurhu, Nishita V Maganty, Brian T Reilly, Parth M Patel, Christopher Wie, Alan D Kaye, Ken F Mancuso, Aaron J Kaye, Omar Viswanath	**Titel:**	A Comprehensive Review of Alternative Therapies for the Management of Chronic Pain Patients: Acupuncture, Tai Chi, Osteopathic Manipulative Medicine, and Chiropractic Care
DOI:	10.1007/s12325-020-01554-0	**Datum:**	2020 Nov 12
Website:	PubMed Central (PMC)	**Uitgever:**	Advances in Therapy

[s79] - https://pubmed.ncbi.nlm.nih.gov/28192789/

Auteur:	Qaseem A;Wilt TJ;McLean RM; Forciea MA; ;Denberg TD;Barry MJ; Boyd C;Chow RD;Fitterman N;Harris RP;Humphrey LL;Vijan S	**Titel:**	Noninvasive Treatments for Acute, Subacute, and Chronic Low Back Pain: A Clinical Practice Guideline From the American College of Physicians
door:	National Center for Biotechnology Information (NCBI)	**DOI:**	10.7326/M16-2367
Datum:	04/04/2017	**Website:**	PubMed
Uitgever:	Ann Intern Med		

[s80] - https://pubmed.ncbi.nlm.nih.gov/29509867/

Auteur:	Krebs EE; Gravely A; Nugent S; Jensen AC; DeRonne B; Goldsmith ES; Kroenke K; Bair MJ; Noorbaloochi S.	**Titel:**	Effect of Opioid vs Nonopioid Medications on Pain-Related Function in Patients With Chronic Back Pain or Hip or Knee Osteoarthritis Pain: The SPACE Randomized Clinical Trial
DOI:	10.1001/jama.2018.0899	**Datum:**	03/06/2018
Website:	PubMed	**Uitgever:**	JAMA

[s81] - https://pubmed.ncbi.nlm.nih.gov/32097466/

Auteur:	Kim TE, Townsend RK, Branch CL, Romero-Sandoval EA, Hsu W	**Titel:**	Cannabinoids in the Treatment of Back Pain
DOI:	10.1093/neuros/nyz573	**Datum:**	08/01/2020
Website:	PubMed	**Uitgever:**	Neurosurgery

[s82] - https://pubmed.ncbi.nlm.nih.gov/15722781/

Auteur:	Grabois M	**Titel:**	Management of chronic low back pain
door:	National Center for Biotechnology Information (NCBI)	**Datum:**	2005 Mar
Website:	PubMed	**Uitgever:**	Am J Phys Med Rehabil

[s83] - https://heal.nih.gov/about/research-plan

Titel:	NIH HEAL Initiative Research Plan	**door:**	NIH HEAL Initiative
Datum:	Sun, 08/18/2019	**Website:**	NIH HEAL Initiative
Uitgever:	National Institutes of Health		

[s84] - https://pubmed.ncbi.nlm.nih.gov/24768290/

Auteur:	Tanen DA, Shimada M, Danish DC, Dos Santos F, Makela M, Riffenburgh RH	**Titel:**	Intravenous lidocaine for the emergency department treatment of acute radicular low back pain, a randomized controlled trial
DOI:	10.1016/j.jemermed.2012.12.014	**Datum:**	2014 Jul
Website:	PubMed	**Uitgever:**	J Emerg Med

[s85] - https://pubmed.ncbi.nlm.nih.gov/38098898/

Auteur:	H A;Krishna VK;Lakshmanan S; Krishnan M;Kumar SP	**Titel:**	Comparison of Pain Perception Between Local Infiltration and Inferior Alveolar Nerve Block Injection Techniques in Patients Undergoing Orthodontic Lower Premolar Extractions
DOI:	10.7759/cureus.48794	**Datum:**	11/14/2023
Website:	PubMed	**Uitgever:**	Cureus

[s86] - https://pmc.ncbi.nlm.nih.gov/articles/PMC3068720/

Auteur:	Syed Amin Tabish	**Titel:**	Complementary and Alternative Healthcare: Is it Evidence-based?
Datum:	2008 Jan	**Website:**	PubMed Central (PMC)
Uitgever:	International Journal of Health Sciences		

[s87] - https://www.nccih.nih.gov/health/complementary-alternative-or-integrative-health-whats-in-a-name

Titel:	Complementary, Alternative, or Integrative Health: What's In a Name?	**door:**	National Center for Complementary and Integrative Health (NCCIH)
Website:	NCCIH		

[s88] - https://www.nlm.nih.gov/medlineplus/ency/article/002119.htm

Titel: Taking care of your back at home: MedlinePlus Medical Encyclopedia **door:** National Library of Medicine
Website: MedlinePlus

[s89] - https://www.nlm.nih.gov/medlineplus/ency/article/002119.htm

Titel: Taking care of your back at home: MedlinePlus Medical Encyclopedia **door:** National Library of Medicine
Website: MedlinePlus

[s90] - https://pmc.ncbi.nlm.nih.gov/articles/PMC4934575/

Auteur: Rebecca Gordon, Saul Bloxham **Titel:** A Systematic Review of the Effects of Exercise and Physical Activity on Non-Specific Chronic Low Back Pain
door: University of St Mark and St John **DOI:** 10.3390/healthcare4020022
Datum: 2016 Apr 25 **Website:** PubMed Central (PMC)
Uitgever: Healthcare

[s91] - https://www.ncbi.nlm.nih.gov/books/NBK284944/

Titel: Low back pain: Learn More – Why movement is so important for back pain **door:** Institute for Quality and Efficiency in Health Care (IQWiG)
Datum: 2019/02/14 **Website:** NCBI Bookshelf

[s92] - https://pmc.ncbi.nlm.nih.gov/articles/PMC1317046/

Auteur: Regina Fink **Titel:** Pain assessment: the cornerstone to optimal pain management
door: University of Colorado Hospital, Denver **DOI:** 10.1080/08998280.2000.11927681
Datum: 2000 Jul **Website:** PubMed Central (PMC)
Uitgever: Proceedings (Baylor University. Medical Center)

[s93] - https://pmc.ncbi.nlm.nih.gov/articles/PMC6382036/

Auteur: Timothy H Wideman, Robert R Edwards, David M Walton, Marc O Martel, Anne Hudon, David A Seminowicz **Titel:** The Multimodal Assessment Model of Pain: A Novel Framework for Further Integrating the Subjective Pain Experience Within Research and Practice
door: National Library of Medicine (NLM); National Institutes of Health (NIH) **DOI:** 10.1097/AJP.0000000000000670
Datum: 2018 Nov 16 **Website:** PubMed Central (PMC)
Uitgever: The Clinical Journal of Pain

[s94] - https://www.ncbi.nlm.nih.gov/books/NBK553030/

Auteur: Alexander M. Dydyk; Till Conermann **Titel:** Chronic Pain
door: StatPearls Publishing **Datum:** 2024/05/06
Website: NCBI Bookshelf **Uitgever:** StatPearls Publishing

[s95] - https://www.ncbi.nlm.nih.gov/books/NBK554435/

Auteur: Aabha A. Anekar, Joseph Maxwell Hendrix, Marco Cascella **Titel:** WHO Analgesic Ladder
door: StatPearls Publishing **Datum:** 2023/04/23
Website: NCBI Bookshelf **Uitgever:** StatPearls Publishing

[s96] - https://pmc.ncbi.nlm.nih.gov/articles/PMC6067990/

Auteur:	SM Meints, RR Edwards	**Titel:**	Evaluating Psychosocial Contributions to Chronic Pain Outcomes
door:	Department of Anesthesiology Pain Management Center Brigham and Women's Hospital Harvard Medical School Chestnut Hill, MA, USA	**DOI:**	10.1016/j.pnpbp.2018.01.017
Datum:	2018 Jan 31	**Website:**	PubMed Central (PMC)

[s97] - https://pmc.ncbi.nlm.nih.gov/articles/PMC1317046/

Auteur:	Regina Fink	**Titel:**	Pain assessment: the cornerstone to optimal pain management
door:	University of Colorado Hospital, Denver	**DOI:**	10.1080/08998280.2000.11927681
Datum:	2000 Jul	**Website:**	PubMed Central (PMC)
Uitgever:	Proceedings (Baylor University. Medical Center)		

[s98] - https://pmc.ncbi.nlm.nih.gov/articles/PMC10586826/

Auteur:	Janke Oosterhaven, Christopher D Pell, Carin D Schröder, Hans Popma, Loes Spierenburg, Walter LJM Devillé , Harriet Wittink	**Titel:**	Health literacy and pain neuroscience education in an interdisciplinary pain management programme: a qualitative study of patient perspectives
door:	National Library of Medicine (NLM); National Center for Biotechnology Information (NCBI)	**DOI:**	10.1097/PR9.0000000000001093
Datum:	2023 Oct 18	**Website:**	PubMed Central (PMC)
Uitgever:	Pain Reports		

[s99] - https://pmc.ncbi.nlm.nih.gov/articles/PMC7156054/

Auteur:	Jason Talevski, Anna Wong Shee, Bodil Rasmussen, Georgie Kemp, Alison Beauchamp	**Titel:**	Teach-back: A systematic review of implementation and impacts
DOI:	10.1371/journal.pone.0231350	**Datum:**	2020 Apr 14
Website:	PubMed Central (PMC)	**Uitgever:**	PLoS ONE

[s100] - https://pmc.ncbi.nlm.nih.gov/articles/PMC11240036/

Auteur:	Alexios Carayannopoulos, David Johnson, David Lee, Anthony Giuffrida, Kavita Poply, Vivek Mehta, Marco Amann, Douglas Santillo, Yousef Ghandour, Amy Koch, Meredith Langhorst, Robert Heros	**Titel:**	Precision Rehabilitation After Neurostimulation Implantation for Multifidus Dysfunction in Nociceptive Mechanical Chronic Low Back Pain
DOI:	10.1016/j.arrct.2024.100333	**Datum:**	2024 Mar 21
Website:	PubMed Central (PMC)		

[s101] - https://pmc.ncbi.nlm.nih.gov/articles/PMC7919938/

Auteur:	Nafsika Atsidakou, Aikaterini Evangelia Matsi, Anna Christakou	**Titel:**	The effectiveness of exercise program after lumbar discectomy surgery
DOI:	10.1016/j.jcot.2020.12.030	**Datum:**	2021 Jan 5
Website:	PubMed Central (PMC)	**Uitgever:**	Journal of Clinical Orthopaedics and Trauma

[s102] - https://nida.nih.gov/publications/drugs-brains-behavior-science-addiction/treatment-recovery

Titel:	Drugs, Brains, and Behavior: The Science of Addiction	**door:**	National Institute on Drug Abuse (NIDA)
Website:	nida.nih.gov	**Uitgever:**	National Institutes of Health (NIH)

[s103] - https://pmc.ncbi.nlm.nih.gov/articles/PMC4553654/

Auteur:	Steven M Melemis	**Titel:**	Relapse Prevention and the Five Rules of Recovery
door:	Modern Therapies, Toronto, Ontario, Canada	**Datum:**	2015 Sep 3
Website:	PubMed Central (PMC)	**Uitgever:**	The Yale Journal of Biology and Medicine

[s104] - https://pmc.ncbi.nlm.nih.gov/articles/PMC9014843/

Auteur:	Carlo C DiClemente, Michele A Crisafulli	**Titel:**	Relapse on the Road to Recovery: Learning the Lessons of Failure on the Way to Successful Behavior Change
DOI:	10.1007/s42843-022-00058-5	**Datum:**	2022 Apr 18
Website:	PubMed Central (PMC)	**Uitgever:**	Journal of Health Service Psychology

[s105] - https://pmc.ncbi.nlm.nih.gov/articles/PMC6067990/

Auteur:	SM Meints, RR Edwards	**Titel:**	Evaluating Psychosocial Contributions to Chronic Pain Outcomes
door:	Department of Anesthesiology Pain Management Center Brigham and Women's Hospital Harvard Medical School Chestnut Hill, MA, USA	**DOI:**	10.1016/j.pnpbp.2018.01.017
Datum:	2018 Jan 31	**Website:**	PubMed Central (PMC)
Uitgever:	Progress in neuro-psychopharmacology & biological psychiatry		

[s106] - https://pmc.ncbi.nlm.nih.gov/articles/PMC8119532/

Auteur:	Salah N El-Tallawy, Rohit Nalamasu, Gehan I Salem, Jo Ann K LeQuang, Joseph V Pergolizzi, Paul J Christo	**Titel:**	Management of Musculoskeletal Pain: An Update with Emphasis on Chronic Musculoskeletal Pain
door:	National Center for Biotechnology Information (NCBI)	**DOI:**	10.1007/s40122-021-00235-2
Datum:	2021 Feb 11	**Website:**	PubMed Central (PMC)
Uitgever:	Pain and Therapy		

[s107] - https://pmc.ncbi.nlm.nih.gov/articles/PMC6067990/

Auteur:	SM Meints, RR Edwards	**Titel:**	Evaluating Psychosocial Contributions to Chronic Pain Outcomes
DOI:	10.1016/j.pnpbp.2018.01.017	**Datum:**	2018 Jan 31
Website:	PubMed Central (PMC)		

[s108] - https://pmc.ncbi.nlm.nih.gov/articles/PMC3806175/

Auteur:	Kellie C Huxel Bliven, Barton E Anderson	**Titel:**	Core Stability Training for Injury Prevention
door:	AT Still University, Mesa, Arizona	**DOI:**	10.1177/1941738113481200
Datum:	2013 Nov	**Website:**	PMC
Uitgever:	Sports Health		

[s109] - https://pmc.ncbi.nlm.nih.gov/articles/PMC5648929/

Auteur:	Muhammad Waseem Akhtar, Hossein Karimi, Syed Amir Gilani	**Titel:**	Effectiveness of core stabilization exercises and routine exercise therapy in management of pain in chronic non-specific low back pain: A randomized controlled clinical trial
DOI:	10.12669/pjms.334.12664	**Datum:**	2017 Jul-Aug
Website:	PMC (PubMed Central)	**Uitgever:**	Pakistan Journal of Medical Sciences

[s110] - https://pmc.ncbi.nlm.nih.gov/articles/PMC4395677/

Auteur:	Wen-Dien Chang, Hung-Yu Lin, Ping-Tung Lai	**Titel:**	Core strength training for patients with chronic low back pain
DOI:	10.1589/jpts.27.619	**Datum:**	2015 Mar 31
Website:	PubMed Central (PMC)	**Uitgever:**	Journal of Physical Therapy Science

[s111] - https://pubmed.ncbi.nlm.nih.gov/34847915/

Auteur:	Hlaing SS;Puntumetakul R;Khine EE; Boucaut R	**Titel:**	Effects of core stabilization exercise and strengthening exercise on proprioception, balance, muscle thickness and pain related outcomes in patients with subacute nonspecific low back pain: a randomized controlled trial
DOI:	10.1186/s12891-021-04858-6	**Datum:**	11/30/2021
Website:	PubMed	**Uitgever:**	BMC Musculoskelet Disord

[s112] - https://pmc.ncbi.nlm.nih.gov/articles/PMC8991663/

Auteur:	Wajeeha Mahmood, Hafiz Syed Ijaz Ahmed Burq, Sarah Ehsan, Basita Sagheer, Tahir Mahmood	**Titel:**	Effect of core stabilization exercises in addition to conventional therapy in improving trunk mobility, function, ambulation and quality of life in stroke patients: a randomized controlled trial
DOI:	10.1186/s13102-022-00452-y	**Datum:**	2022 Apr 8
Website:	PubMed Central (PMC)	**Uitgever:**	BMC Sports Science, Medicine and Rehabilitation

[s113] - https://pubmed.ncbi.nlm.nih.gov/36750662/

Auteur:	Saki F, Shafiee H, Tahayori B, Ramezani F	**Titel:**	The effects of core stabilization exercises on the neuromuscular function of athletes with ACL reconstruction
DOI:	10.1038/s41598-023-29126-6	**Datum:**	02/07/2023
Website:	PubMed	**Uitgever:**	Sci Rep

[s114] - https://pmc.ncbi.nlm.nih.gov/articles/PMC9340836/

Auteur:	Zachary Smrcina, Sarah Woelfel, Christopher Burcal	**Titel:**	A Systematic Review of the Effectiveness of Core Stability Exercises in Patients with Non-Specific Low Back Pain
door:	University of Nebraska at Omaha	**DOI:**	10.26603/001c.37251
Datum:	2022 Aug 1	**Website:**	PubMed Central (PMC)
Uitgever:	International Journal of Sports Physical Therapy		

[s115] - https://pubmed.ncbi.nlm.nih.gov/9475135/

Auteur:	O'Sullivan PB; Twomey L; Allison GT.	**Titel:**	Altered abdominal muscle recruitment in patients with chronic back pain following a specific exercise intervention
DOI:	10.2519/jospt.1998.27.2.114	**Datum:**	1998 Feb
Website:	PubMed	**Uitgever:**	J Orthop Sports Phys Ther

[s116] - https://pmc.ncbi.nlm.nih.gov/articles/PMC3389103/

Auteur:	A F Mannion, F Caporaso, N Pulkovski, H Sprott	**Titel:**	Spine stabilisation exercises in the treatment of chronic low back pain: a good clinical outcome is not associated with improved abdominal muscle function
DOI:	10.1007/s00586-012-2155-9	**Datum:**	2012 Jan 24
Website:	PubMed Central (PMC)	**Uitgever:**	European Spine Journal

[s117] - https://www.nia.nih.gov/health/exercise-and-physical-activity/four-types-exercise-can-improve-your-health-and-physical

Titel:	Four Types of Exercise Can Improve Your Health and Physical Ability	**door:**	National Institute on Aging
Website:	National Institute on Aging		

[s118] - https://pmc.ncbi.nlm.nih.gov/articles/PMC5091063/

Auteur:	Jung-Seok Lee, Suh-Jung Kang	**Titel:**	The effects of strength exercise and walking on lumbar function, pain level, and body composition in chronic back pain patients
DOI:	10.12965/jer.1632650.325	**Datum:**	2016 Oct 31
Website:	PubMed Central (PMC)	**Uitgever:**	Journal of Exercise Rehabilitation

[s119] - https://www.nia.nih.gov/news/how-can-strength-training-build-healthier-bodies-we-age

Titel:	How can strength training build healthier bodies as we age?	**door:**	National Institute on Aging (NIA)
Website:	National Institute on Aging		

[s120] - https://pmc.ncbi.nlm.nih.gov/articles/PMC3164002/

Auteur:	Michael P Reiman, Daniel S Lorenz	**Titel:**	INTEGRATION OF STRENGTH AND CONDITIONING PRINCIPLES INTO A REHABILITATION PROGRAM
door:	Duke University Medical Center, Providence Medical Center	**Datum:**	2011 Sep
Website:	PubMed Central (PMC)	**Uitgever:**	International Journal of Sports Physical Therapy

[s121] - https://pmc.ncbi.nlm.nih.gov/articles/PMC5461882/

Auteur:	Louise J Geneen, R Andrew Moore, Clare Clarke, Denis Martin, Lesley A Colvin, Blair H Smith	**Titel:**	Physical activity and exercise for chronic pain in adults: an overview of Cochrane Reviews
door:	Oxford, UK; Plymouth, UK; Division of Population Health Sciences, University of Dundee, Ninewells Hospital & Medical School; Teesside University, Institute of Health and Social Care; University of Edinburgh, Western General Hospital, Anaesthesia & Pain Medicine; University of Dundee, Division of Population Health Sciences	**DOI:**	10.1002/14651858.CD011279.pub3
Datum:	2017 Apr 24	**Website:**	PMC (PubMed Central)
Uitgever:	The Cochrane Database of Systematic Reviews		

[s122] - https://pmc.ncbi.nlm.nih.gov/articles/PMC4934575/

Auteur:	Rebecca Gordon, Saul Bloxham	**Titel:**	A Systematic Review of the Effects of Exercise and Physical Activity on Non-Specific Chronic Low Back Pain
door:	University of St Mark and St John	**DOI:**	10.3390/healthcare4020022
Datum:	2016 Apr 25	**Website:**	PubMed Central (PMC)

[s123] - https://www.ncbi.nlm.nih.gov/books/NBK562179/

Auteur:	Katarzyna Studnicka; George Ampat	**Titel:**	Lumbar Stabilization
door:	StatPearls Publishing	**Datum:**	2023/08/14
Website:	NCBI Bookshelf	**Uitgever:**	StatPearls Publishing

[s124] - https://pmc.ncbi.nlm.nih.gov/articles/PMC3806175/

Auteur:	Kellie C Huxel Bliven, Barton E Anderson	**Titel:**	Core Stability Training for Injury Prevention
door:	AT Still University, Mesa, Arizona	**DOI:**	10.1177/1941738113481200
Datum:	2013 Nov	**Website:**	PubMed Central (PMC)
Uitgever:	Sports Health		

[s125] - https://www.ncbi.nlm.nih.gov/pmc/articles/PMC8991663/

Auteur:	Wajeeha Mahmood, Hafiz Syed Ijaz Ahmed Burq, Sarah Ehsan, Basita Sagheer, Tahir Mahmood	**Titel:**	Effect of core stabilization exercises in addition to conventional therapy in improving trunk mobility, function, ambulation and quality of life in stroke patients: a randomized controlled trial
DOI:	10.1186/s13102-022-00452-y	**Datum:**	2022 Apr 8
Website:	PubMed Central (PMC)	**Uitgever:**	BMC Sports Science, Medicine and Rehabilitation

[s126] - https://pmc.ncbi.nlm.nih.gov/articles/PMC7827062/

Auteur:	Friederike Rosenberger, Tanja Sprave, Dorothea Clauss, Paula Hoffmann, Thomas Welzel, Jürgen Debus, Harald Rief, Joachim Wiskemann	**Titel:**	Spinal Stabilization Exercises for Cancer Patients with Spinal Metastases of High Fracture Risk: Feasibility of the DISPO-II Training Program
door:	National Center for Biotechnology Information (NCBI)	**DOI:**	10.3390/cancers13020201
Datum:	2021 Jan 8	**Website:**	PubMed Central (PMC)
Uitgever:	MDPI		

[s127] - https://pmc.ncbi.nlm.nih.gov/articles/PMC4713806/

Auteur:	Seong-Rae Yang, Kyung Kim, Sun-Ja Park	**Titel:**	The effect of thoracic spine mobilization and stabilization exercise on the muscular strength and flexibility of the trunk of chronic low back pain patients
door:	Daegu University, Republic of Korea	**DOI:**	10.1589/jpts.27.3851
Datum:	2015 Dec 28	**Website:**	PMC
Uitgever:	Journal of Physical Therapy Science		

[s128] - https://pmc.ncbi.nlm.nih.gov/articles/PMC3273886/

Auteur:	Phil Page	**Titel:**	CURRENT CONCEPTS IN MUSCLE STRETCHING FOR EXERCISE AND REHABILITATION
door:	National Center for Biotechnology Information (NCBI)	**Datum:**	2012 Feb
Website:	PubMed Central (PMC)	**Uitgever:**	International Journal of Sports Physical Therapy

[s129] - https://pmc.ncbi.nlm.nih.gov/articles/PMC3824991/

Auteur:	Hugo Baptista de Oliveira Medeiros, Denise Sardinha Mendes Soares de Araújo, Claudio Gil Soares de Araújo	**Titel:**	Age-related mobility loss is joint-specific: an analysis from 6,000 Flexitest results
door:	National Library of Medicine (NLM)	**DOI:**	10.1007/s11357-013-9525-z
Datum:	2013 Mar 27	**Website:**	PubMed Central (PMC)
Uitgever:	Springer Science+Business Media		

[s130] - https://pmc.ncbi.nlm.nih.gov/articles/PMC3042669/

Auteur:	Jennifer K Cooney, Rebecca-Jane Law, Verena Matschke, Andrew B Lemmey, Jonathan P Moore, Yasmeen Ahmad, Jeremy G Jones, Peter Maddison, Jeanette M Thom	**Titel:**	Benefits of Exercise in Rheumatoid Arthritis
door:	Bangor University; Betsi Cadwaladr University Health Board	**DOI:**	10.4061/2011/681640
Datum:	2011 Feb 13	**Website:**	PubMed Central (PMC)

[s131] - https://pmc.ncbi.nlm.nih.gov/articles/PMC8067745/

Auteur:	José Afonso, Rodrigo Ramirez-Campillo, João Moscão, Tiago Rocha, Rodrigo Zacca, Alexandre Martins, André A Milheiro, João Ferreira, Hugo Sarmento, Filipe Manuel Clemente	**Titel:**	Strength Training versus Stretching for Improving Range of Motion: A Systematic Review and Meta-Analysis
DOI:	10.3390/healthcare9040427	**Datum:**	2021 Apr 7
Website:	PubMed Central (PMC)	**Uitgever:**	MDPI

[s132] - https://pmc.ncbi.nlm.nih.gov/articles/PMC8304470/

Auteur:	Helene M Langevin	**Titel:**	Fascia Mobility, Proprioception, and Myofascial Pain
door:	National Center for Complementary and Integrative Health, National Institutes of Health	**DOI:**	10.3390/life11070668
Datum:	2021 Jul 8	**Website:**	PubMed Central (PMC)

[s133] - https://www.ncbi.nlm.nih.gov/pmc/articles/PMC6848982/

Auteur:	Gulsah Ozsoy, Nursen Ilcin, Ismail Ozsoy, Barış Gurpinar, Oznur Buyukturan, Buket Buyukturan, Caner Kararti, Senem Sas	**Titel:**	Response To: Non-Specific Low Back Pain In Elderly And The Effects Of Myofascial Release Technique Combined With Core Stabilization Exercise: Not Just Muscles [Response To Letter]
DOI:	10.2147/CIA.S236978	**Datum:**	2019 Nov 7
Website:	PubMed Central (PMC)	**Uitgever:**	Clinical Interventions in Aging

Afbeeldingsbronnen

Niet-vermelde afbeeldingen zijn ofwel zelf gemaakt of werden verkregen met de juiste licentie. Alle rechten zijn voorbehouden voor deze afbeeldingen.

Voor alle andere hier vermelde afbeeldingen:
Geen van de afbeeldingen werd gewijzigd, alleen de resolutie werd aangepast. In de eBook-versie werden de afbeeldingen samengevoegd tot genummerde collages. Alle afbeeldingen blijven onderworpen aan hun oorspronkelijke licentie en worden gebruikt volgens hun respectieve licentievoorwaarden. Als u attributiefouten of andere discrepanties ontdekt, neem dan contact met ons op.

Datum van laatste beeldcontrole: 2025-02-11.

Gebruikte licentie

CC0	http://creativecommons.org/publicdomain/zero/1.0/deed.en

Afbeeldingscredits

[i1] - 001_001_001_image_kyphose.jpeg
https://upload.wikimedia.org/wikipedia/commons/7/76/Thoracic_hypokyphosis%2C_X-ray.jpg

Date:	2024-10-01	**door:**	Jmarchn
License:	CC0		

[i2] - 001_001_002_image_osteoporose.jpeg
https://upload.wikimedia.org/wikipedia/commons/c/c3/L1_2_vertebral_fracture.jpg

Date:	20 March 2008	**door:**	Rosarinagazo
Kunstenaar:	talk	**License:**	Public domain

[i3] - 001_001_003_image_bandscheibenvorfall.jpeg
https://upload.wikimedia.org/wikipedia/commons/8/84/Hernie_discale_L4_L5.png

Date:	2023-07-27	**door:**	Dirac
Kunstenaar:	Miguel Tremblay	**License:**	CC0

[i4] - 001_001_003_image_lendenwirbel.jpeg
https://upload.wikimedia.org/wikipedia/commons/d/d9/3d_vertebrae_surface_meshes.png

Date:	2011-08-12	**door:**	BD2412
Kunstenaar:	Eboelen	**License:**	CC0

[i5] - 002_001_002_image_ergonomischer_buerostuhl.jpeg
https://upload.wikimedia.org/wikipedia/commons/8/8a/Prototype_ergonomic_office_chair%2C_V%26A_London.jpg

Date:	2024-04-01	**door:**	14GTR
License:	CC0		

[i6] - 002_001_002_image_ergonomischer_schreibtisch.jpeg
https://upload.wikimedia.org/wikipedia/commons/f/f8/TUM-Teilbibliothek_Stammgel%C3%A4nde%2C_Rechner-Arbeitspl%C3%A4tze%2C_1.jpeg

Date:	2023-03-07	**door:**	Renardo la vulpo
License:	CC0		

[i7] - 002_003_001_image_mediterrane_ernaehrung.jpeg
https://upload.wikimedia.org/wikipedia/commons/1/18/Mediterranean_diet_food_pyramid_%28en%29.jpg

Date:	2010	**door:**	El Mono Español
Kunstenaar:	Fundación Dieta Mediterránea (Mediterranean Diet Foundation, FDM)	**License:**	CC0

[i8] - 003_001_002_image_nervenwurzeln.jpeg
https://upload.wikimedia.org/wikipedia/commons/c/ca/Hemangioblastoma_of_the_conus_VHL.jpg

Date:	2007-06-18	**door:**	Filip em
License:	Public domain		

[i9] - 003_001_003_image_balasana.jpeg
https://upload.wikimedia.org/wikipedia/commons/2/26/Yoga_at_Your_Park_%28f7f2960d-c205-496f-bf97-77f884b43779%29.jpg

Date:	Taken	**door:**	BMacZeroBot
Kunstenaar:	Mary O'Neill	**License:**	Public domain

[i10] - 003_002_002_image_manipulation.jpeg
https://upload.wikimedia.org/wikipedia/commons/2/2a/Flickr_-_The_U.S._Army_-_www.Army.mil_%28227%29.jpg

Date:	2008-10-08	**door:**	Boing-boing
Kunstenaar:	The U.S. Army	**License:**	Public domain

[i11] - 003_002_003_image_ligamentaere_balance.jpeg
https://upload.wikimedia.org/wikipedia/commons/6/6b/Sprained_ankle_30min.jpg

Date:	2 June 2011, 20:46:51	**door:**	OdraciRRicardo~commonswiki
Kunstenaar:	OdraciRRicardo	**License:**	Public domain

[i12] - 003_003_001_image_cannabinoide.jpeg
https://upload.wikimedia.org/wikipedia/commons/d/d5/Cis-d9-THC.png

Date:	2024-09-30	**door:**	Mplanine
License:	CC0		

[i13] - 003_003_001_image_tramadol.jpeg
https://upload.wikimedia.org/wikipedia/commons/0/01/Tramadol_3d_balls.png

Date:	2009-02-27	**door:**	Simek
License:	Public domain		

[i14] - 004_001_001_image_schwimmen.jpeg
https://upload.wikimedia.org/wikipedia/commons/5/5e/Konstantin_Priahin_Swimming_Backstroke.jpg

Date:	2025-01-11	**door:**	KonstantinPriahin
License:	CC0		

[i15] - 004_001_002_image_dehnuebung.jpeg
https://upload.wikimedia.org/wikipedia/commons/a/a8/Stretching_yoga_exercise_%28147548a6-935d-8bb8-9d98-0ac9fd66c142%29.jpg

Date:	Taken	**door:**	BMacZeroBot
Kunstenaar:	NPS	**License:**	Public domain

[i16] - 004_002_001_image_paracetamol.jpeg
https://upload.wikimedia.org/wikipedia/commons/5/50/Paracetamol-3D.png

Date:	2006	**door:**	Leonel Sohns
Kunstenaar:	Benjah-bmm27	**License:**	Public domain

[i17] - 004_002_002_image_biofeedback.jpeg
https://upload.wikimedia.org/wikipedia/commons/0/0e/PhysiologyLab2009-07.jpg

Date:	2010	**door:**	Fredricshaffer
Kunstenaar:	Fredric Shaffer, PhD, BCB	**License:**	Public domain

[i18] - 004_003_001_image_rueckenmuskulatur.jpeg
https://upload.wikimedia.org/wikipedia/commons/5/50/Posterior_view_of_human_female_and_male_backs_%28cropped%29.jpg

Date:	2022-11-12	**door:**	TedEdwards
Kunstenaar:	Mikael Häggström	**License:**	CC0

[i19] - 004_003_002_image_entspannungstechniken.jpeg
https://upload.wikimedia.org/wikipedia/commons/1/1f/750x500px_photo_08.jpg

Date:	2022-09-23	**door:**	Resimi
Kunstenaar:	Unknown authorUnknown author	**License:**	CC0

[i20] - 005_001_001_image_rectus_abdominis.jpeg
https://upload.wikimedia.org/wikipedia/commons/2/21/Volume_rendering_of_abdominal_muscles.jpg

Date:	2019-03-16	**door:**	Mikael Häggström
License:	CC0		

[i21] - 005_001_001_image_sagittalen_bereich.jpeg
https://upload.wikimedia.org/wikipedia/commons/1/18/CT_of_a_normal_abdomen_and_pelvis%2C_sagittal_plane_98.png

Date:	2019-03-16	**door:**	Mikael Häggström
License:	CC0		

[i22] - 005_001_003_image_widerstandsbaender.jpeg
https://upload.wikimedia.org/wikipedia/commons/e/e0/USMC-100902-M-1726B-015.jpg

Date:	Taken	**door:**	Slick-o-bot
License:	Public domain		

[i23] - 005_002_001_image_sagittal.jpeg
https://upload.wikimedia.org/wikipedia/commons/2/2d/CT_of_a_normal_abdomen_and_pelvis%2C_sagittal_plane_166.png

Date:	2019-03-16	**door:**	Mikael Häggström
License:	CC0		

[i24] - 005_002_003_image_faszienrolle.jpeg
https://upload.wikimedia.org/wikipedia/commons/7/72/Soldiers_conduct_PT_during_Squad_Leader_Summit_%287519468%29.jpg

Date:	Taken	**door:**	OptimusPrimeBot
Kunstenaar:	Ernest Henderson	**License:**	Public domain

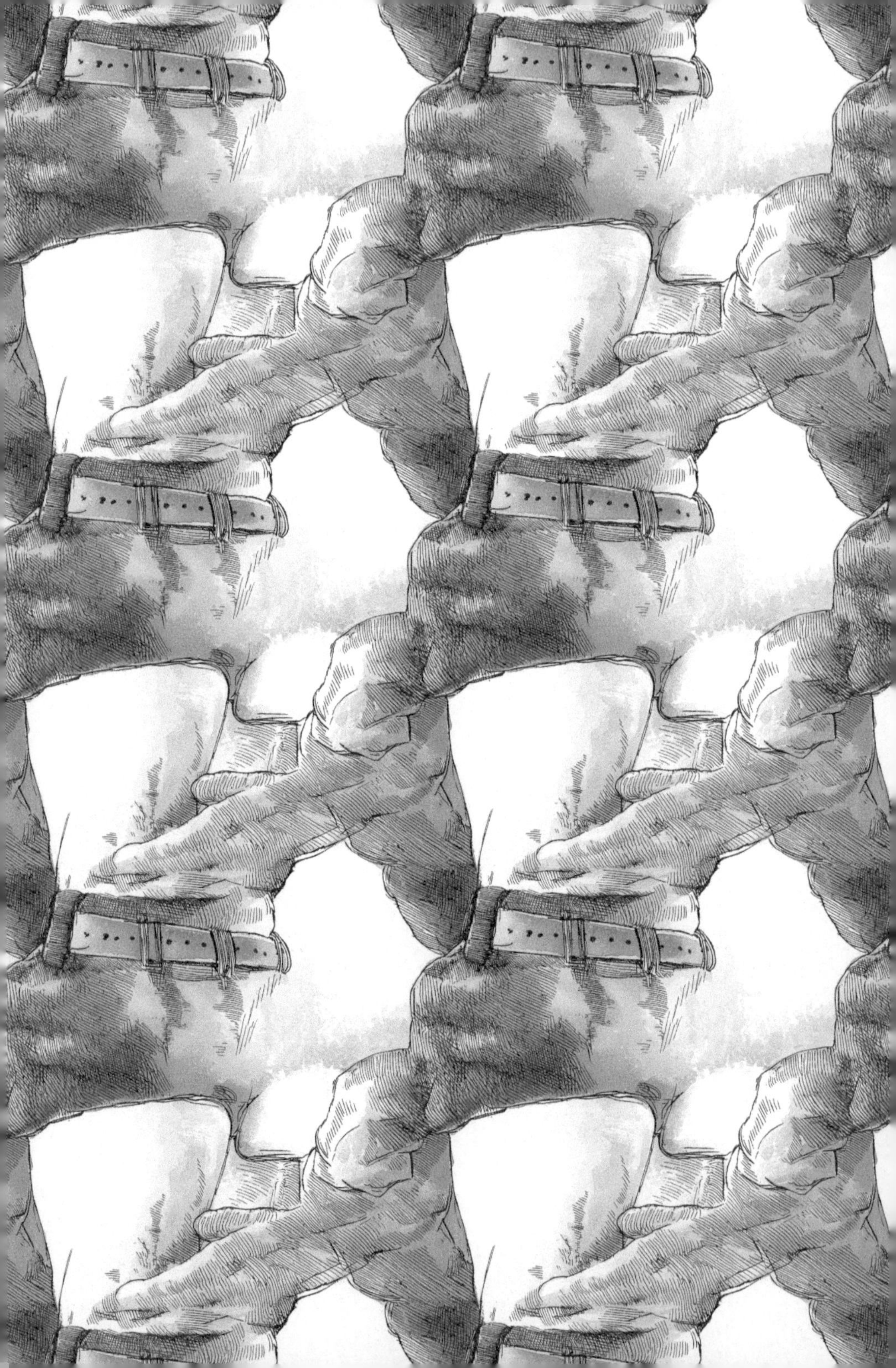

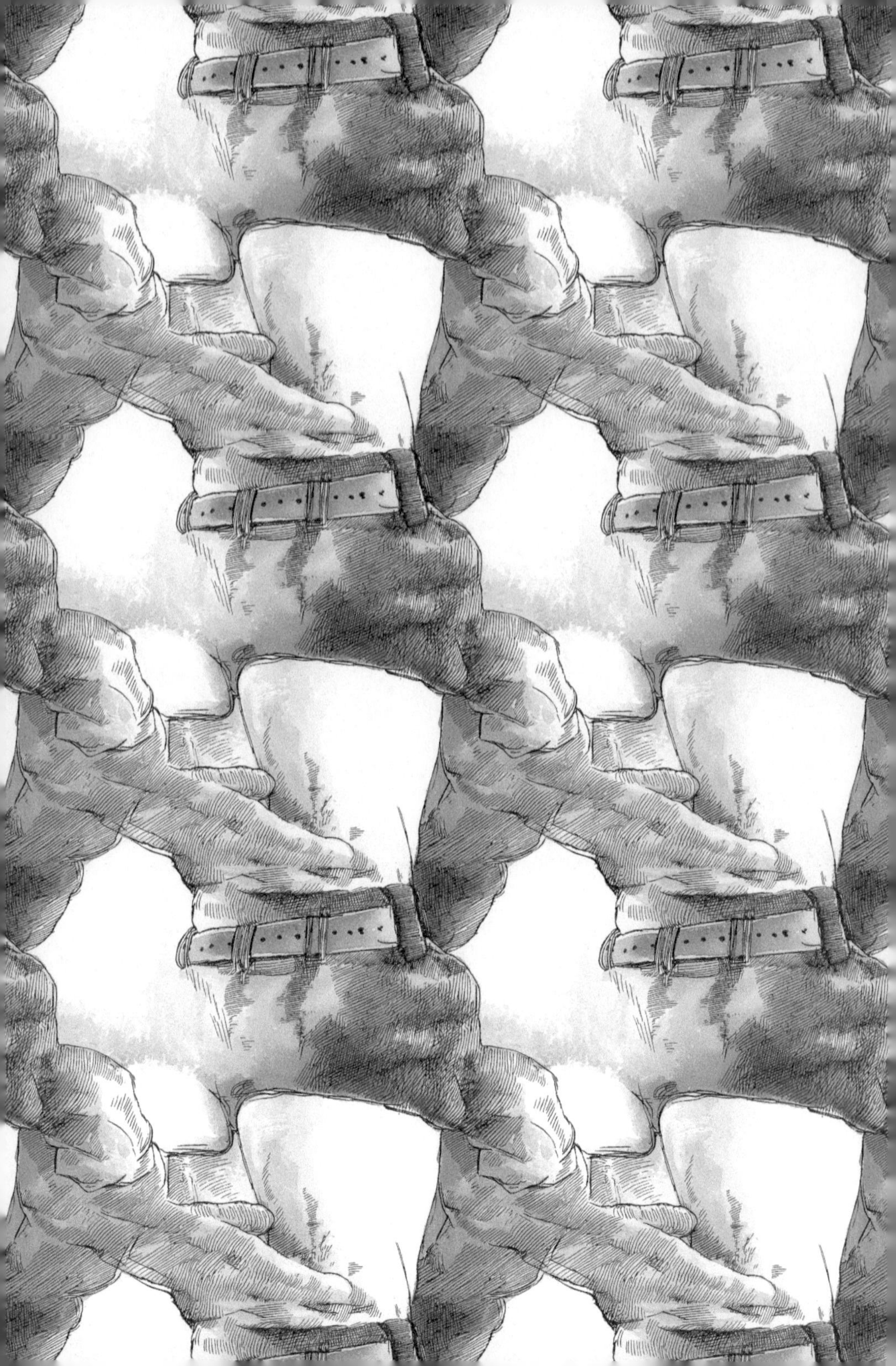

Kolibri 360 GmbH
Ferdinand-Jühlke-Straße 7
99095 Erfurt, Deutschland
produktsicherheit@kolibri360.de